歯の人類学

中原 泉 著
Nakahara Sen

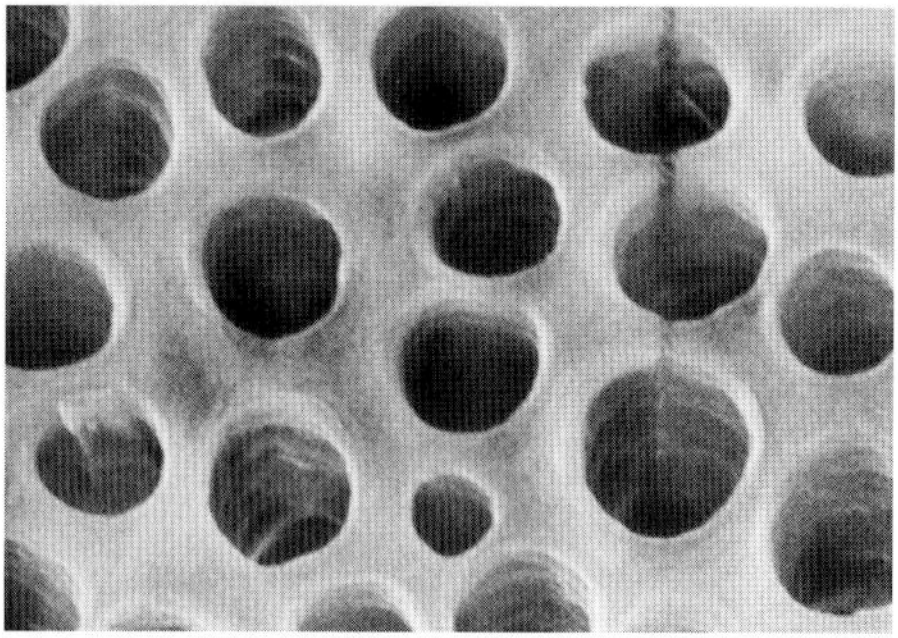

美しい人体の幾何学模様。
象牙繊維等を除去した象牙細管の断面である。
（走査型電子顕微鏡で撮影倍率5000倍）

医歯薬出版株式会社

This book was originally published in Japanese
under the title of :

HA-NO JINRUIGAKU
(Dentisry in Anthropology)

NAKAHARA, Sen
President, The Nippon Dental University

ISHIYAKU PUBLISHERS, INC.
7-10, Honkomagome 1 chome, Bunkyo-ku,
Tokyo 113-8612, Japan

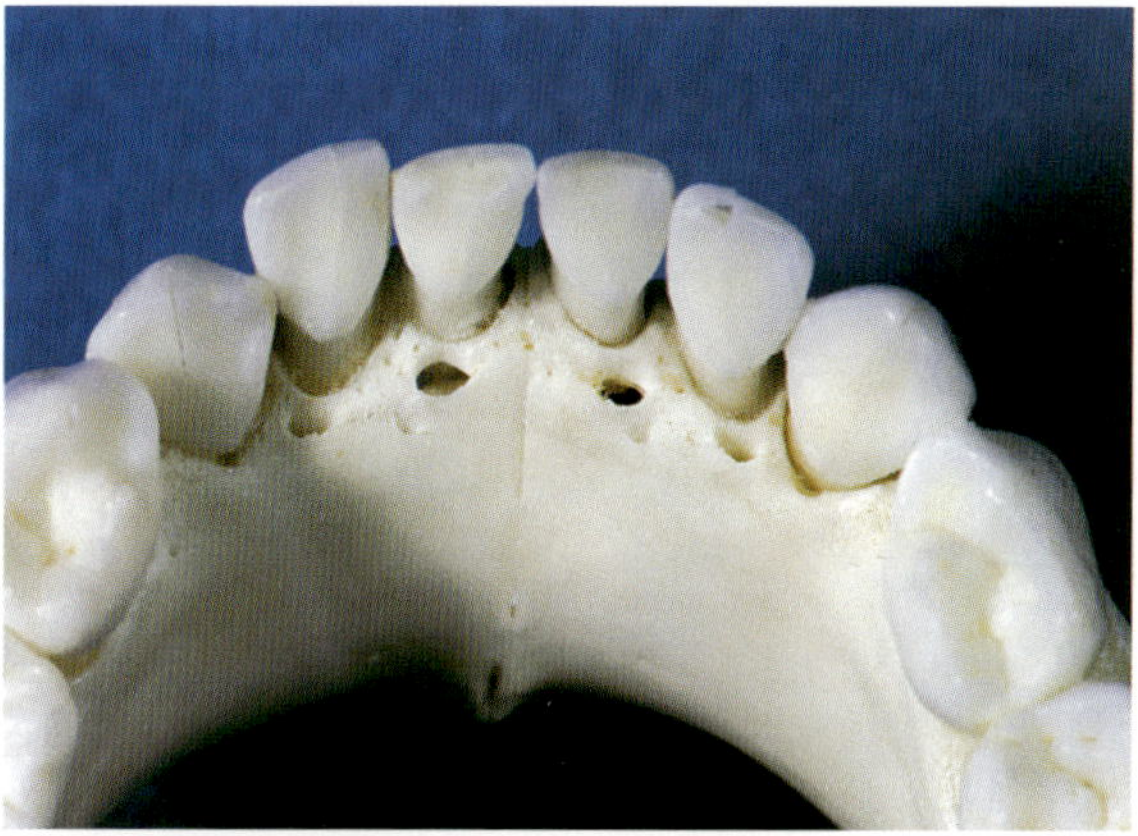

図 25　切歯の導帯孔

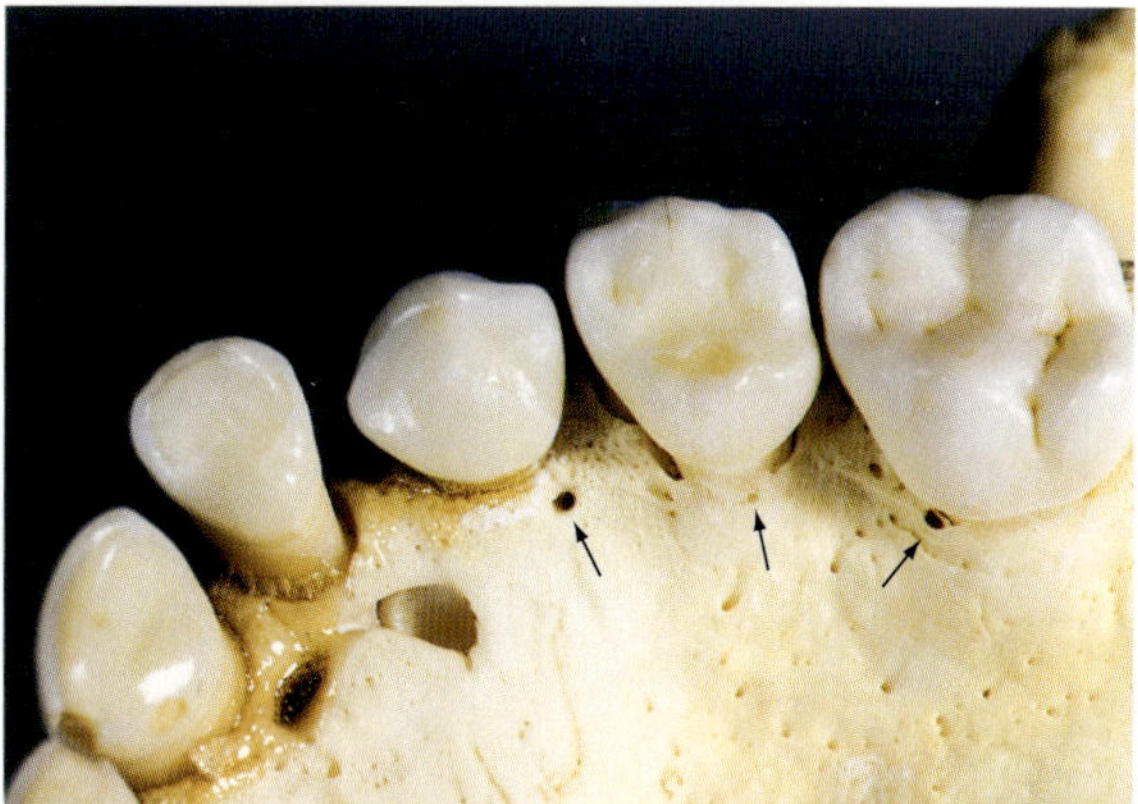

図 26　犬歯・小臼歯の導帯孔

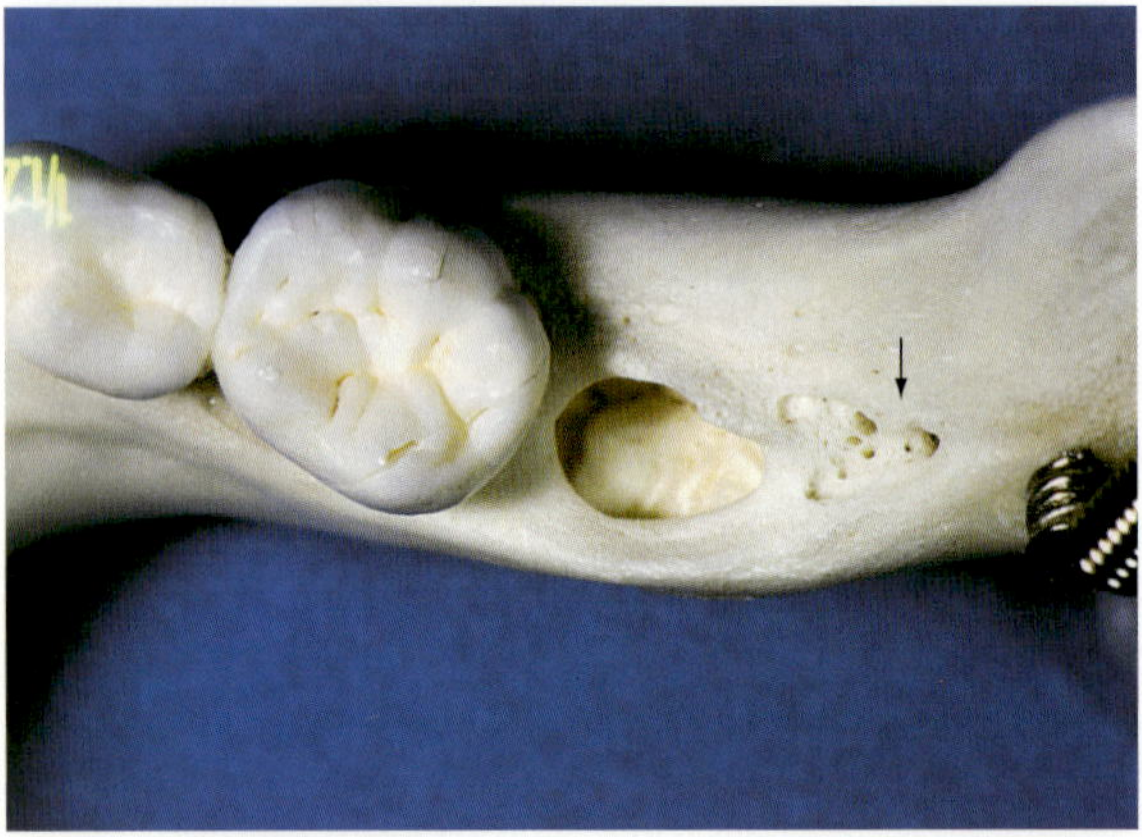

図 27　大臼歯の導帯孔

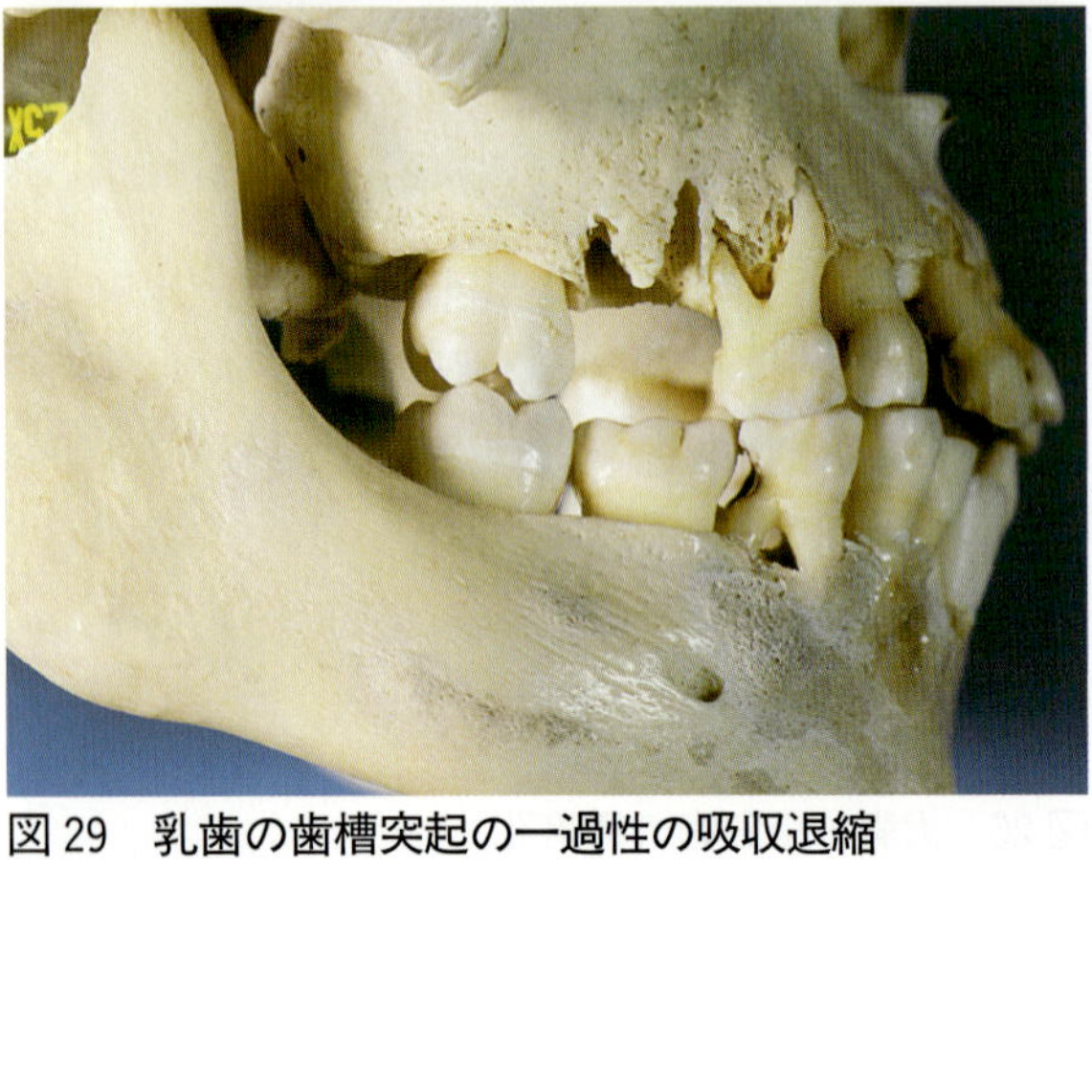

図 29　乳歯の歯槽突起の一過性の吸収退縮

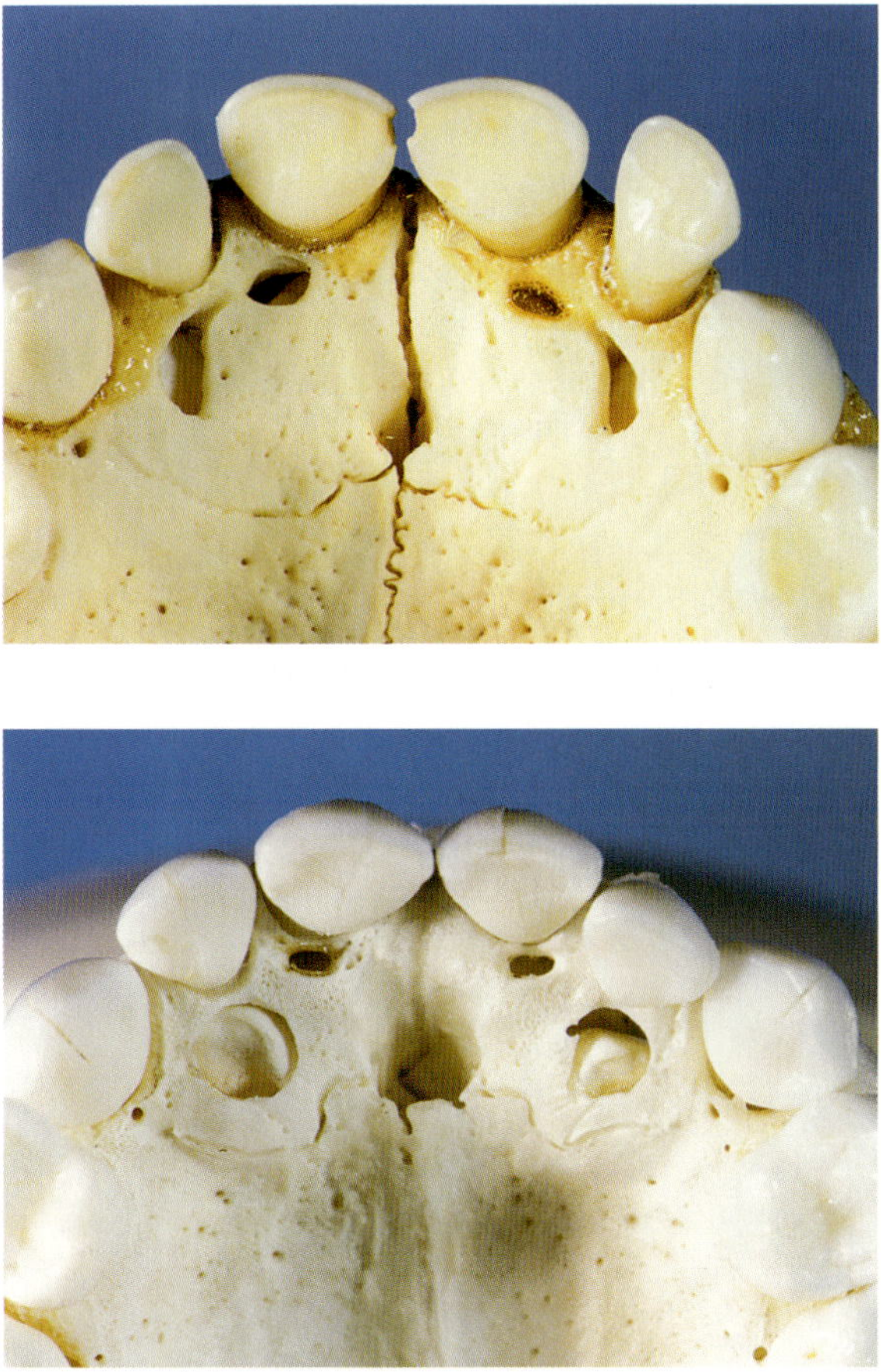

図 28　歯導管の吸収拡大

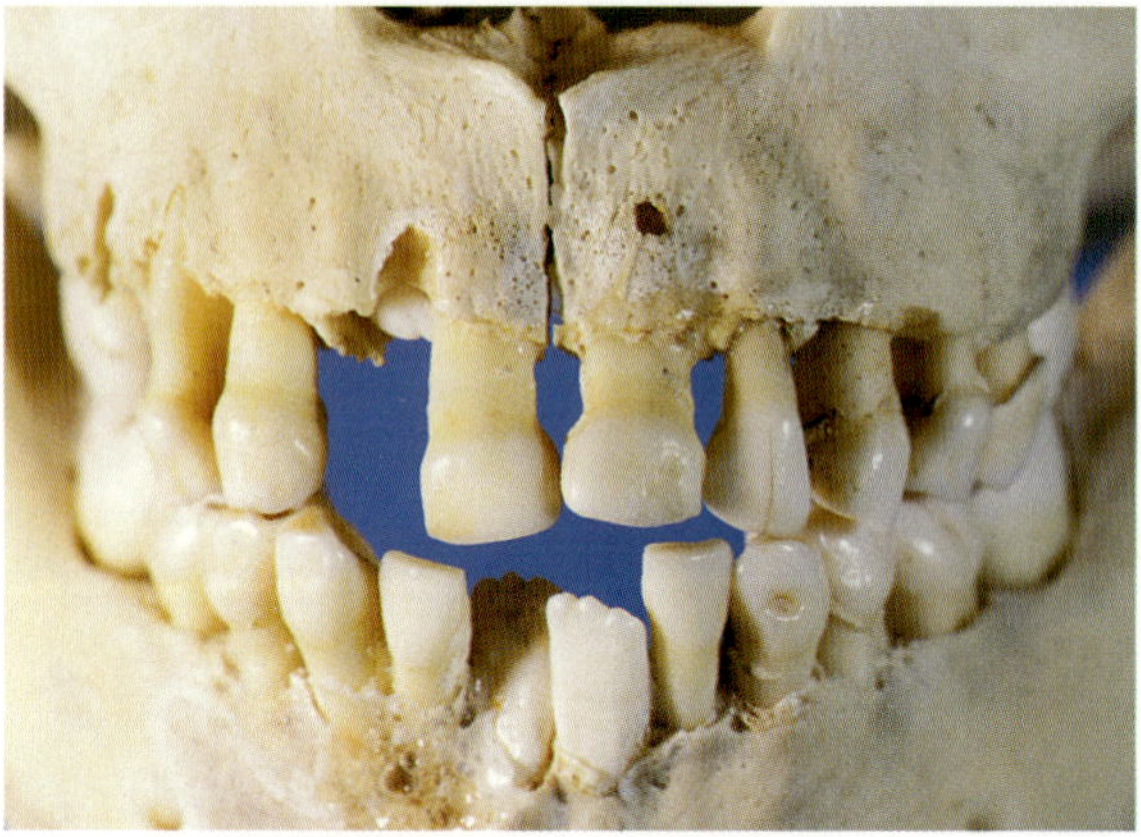

図 30　管周歯槽骨の一過性の多孔質化

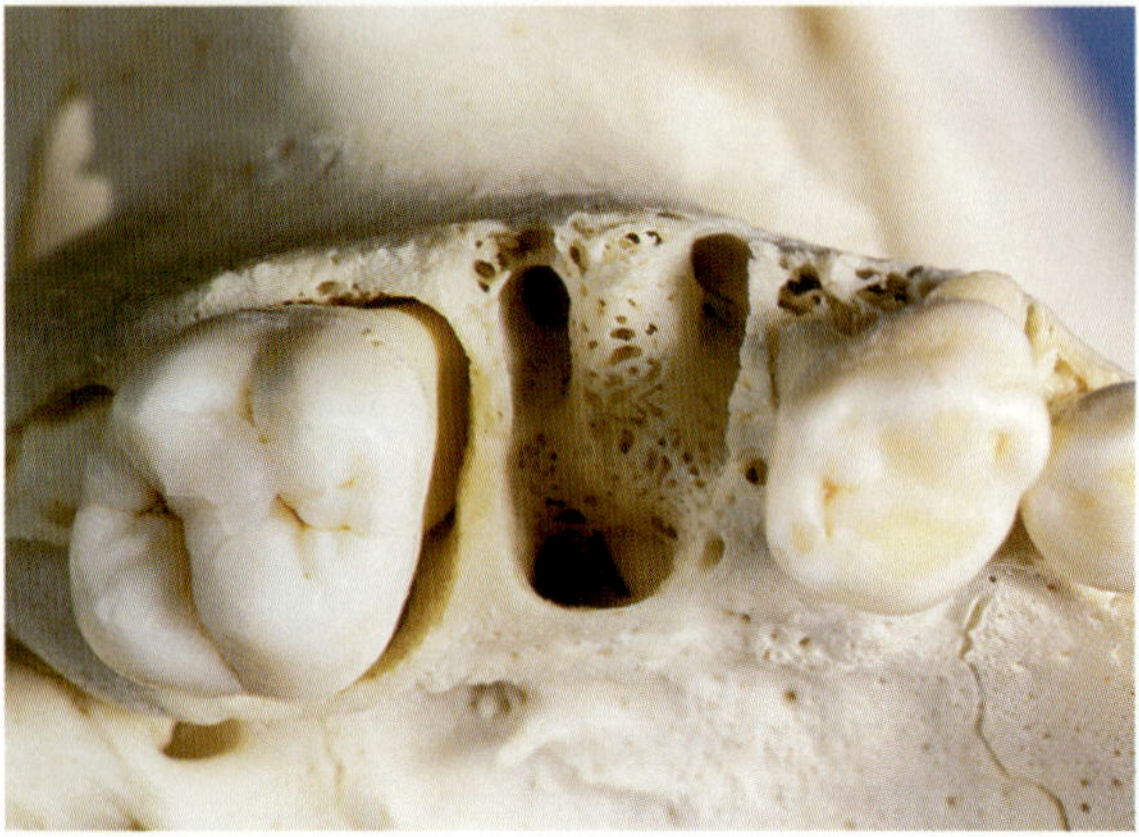

図 31　管周歯槽骨の一過性の多孔質化

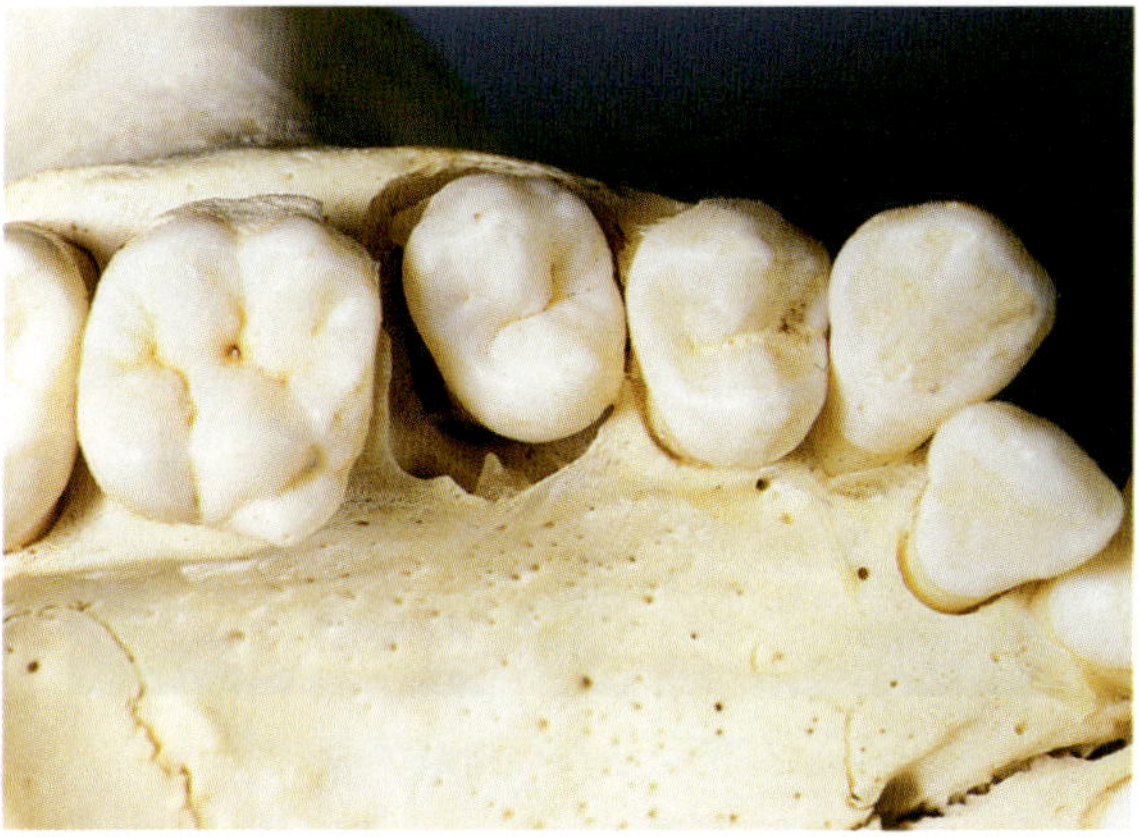

図 32　小臼歯の歯根膜空隙周囲の歯槽骨の一過性の吸収拡大

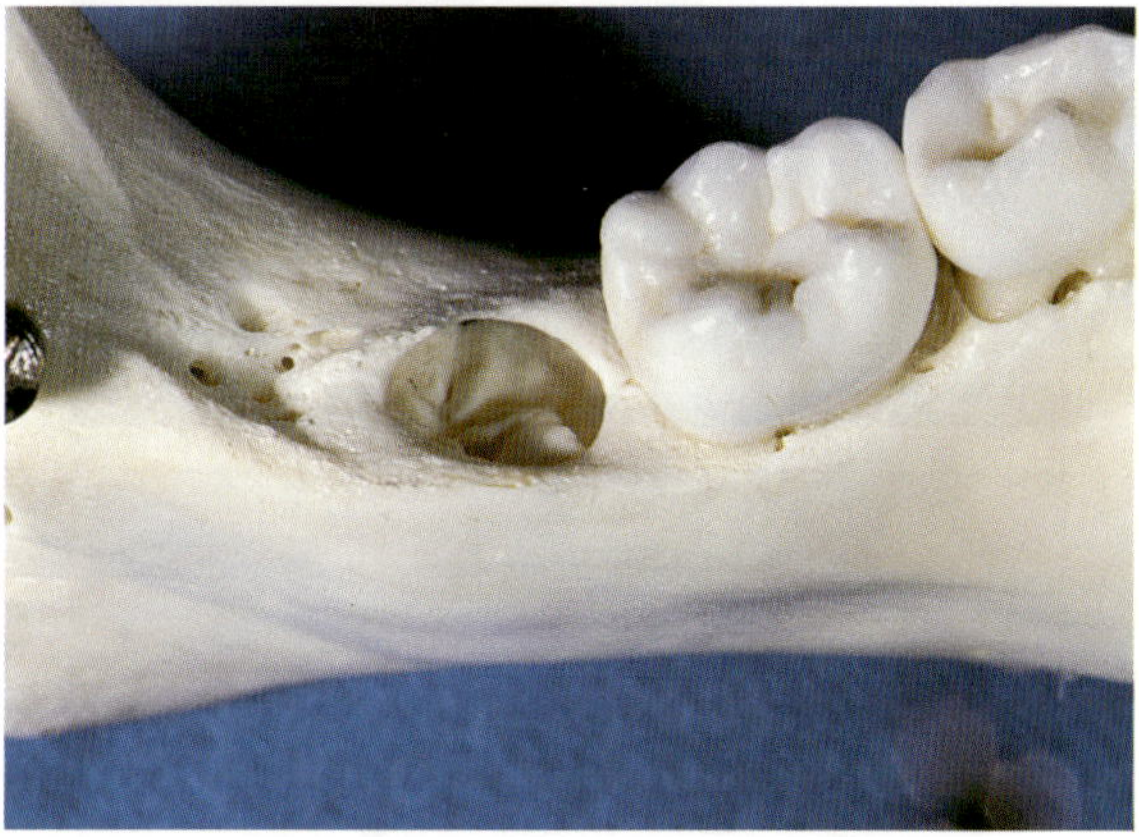

図 33　大臼歯の導帯孔周囲の一過性の吸収陥凹

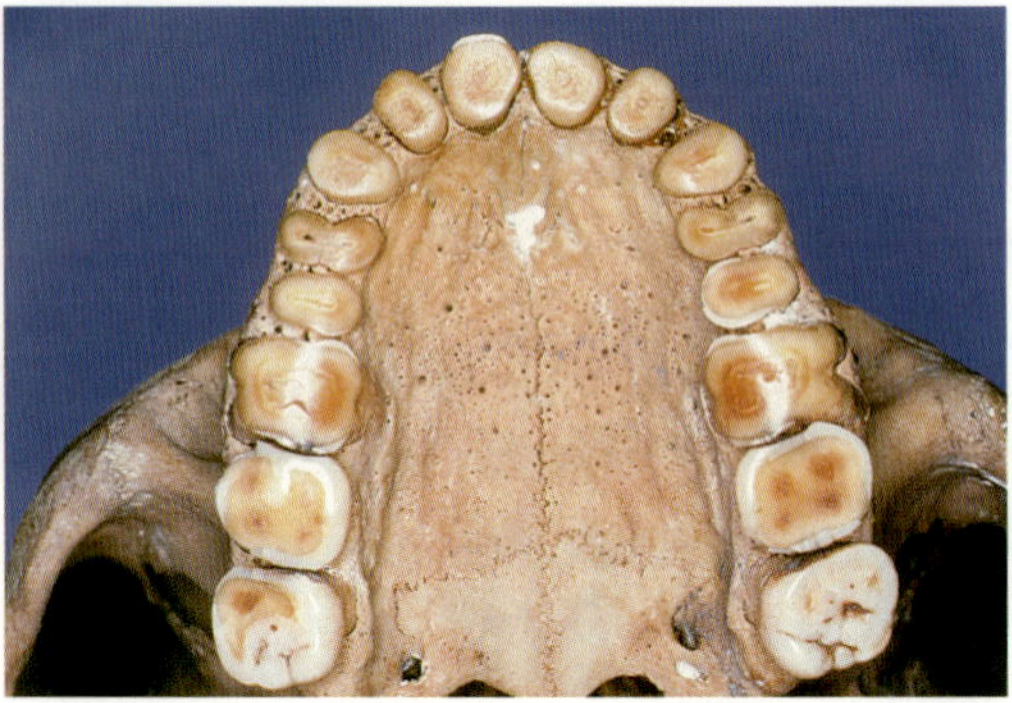

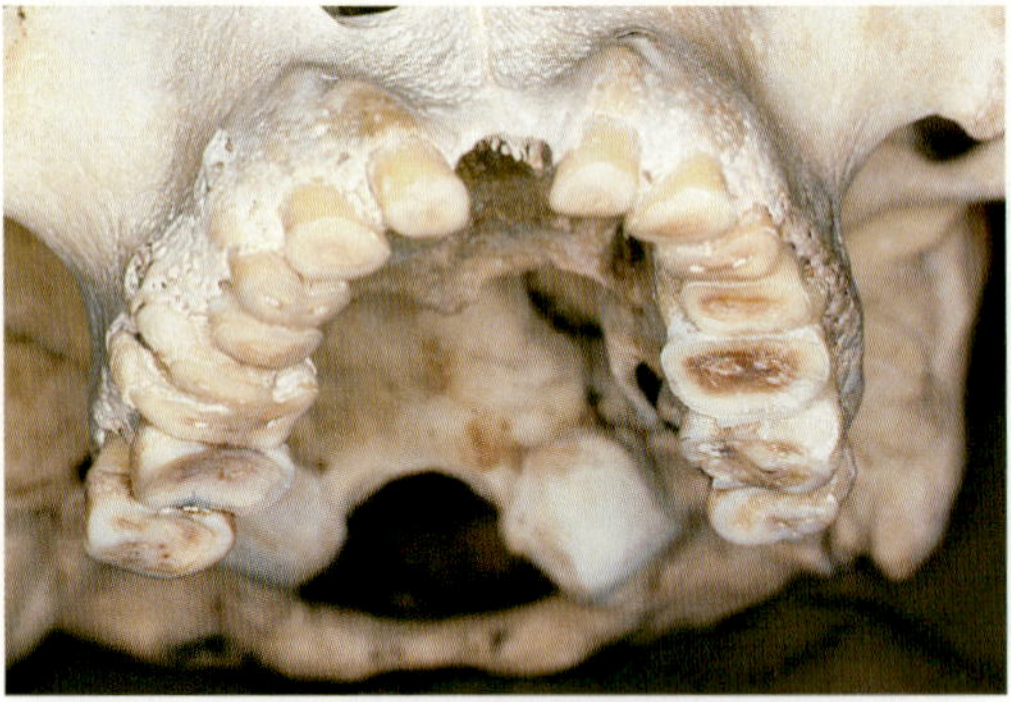

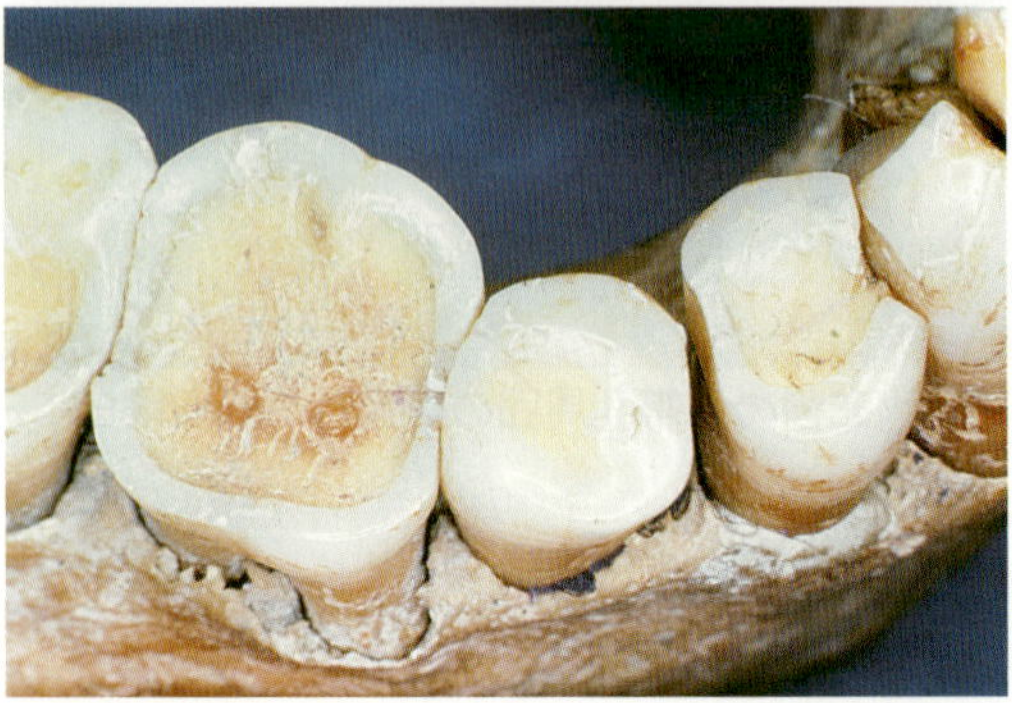

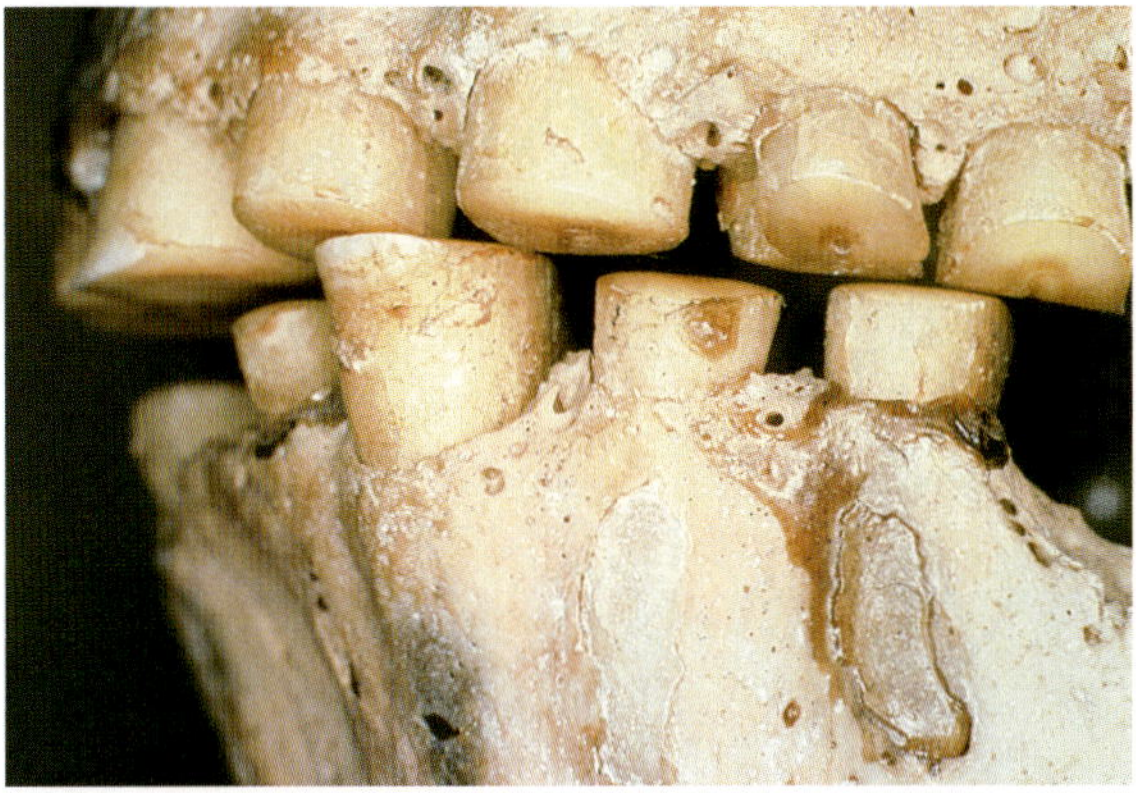

図 38　原生アボリジニの咬耗咬合（上・下顎歯観）

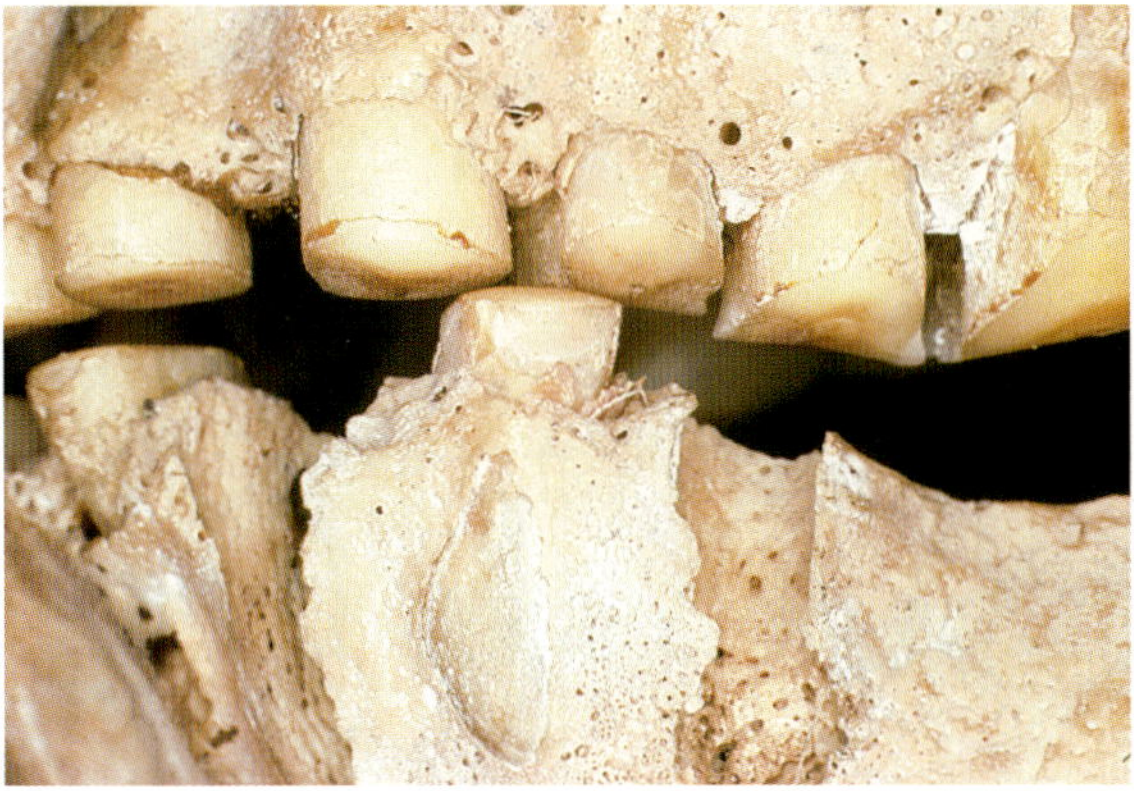

図 39　原生アボリジニの咬耗咬合（上・下顎歯観）

右ページ上から
図 35　原生アボリジニの咬耗咬合（上顎咬合面観）
図 36　原生アボリジニの咬耗咬合（上顎咬合面観）
図 37　原生アボリジニの咬耗咬合（象牙質や歯髄）

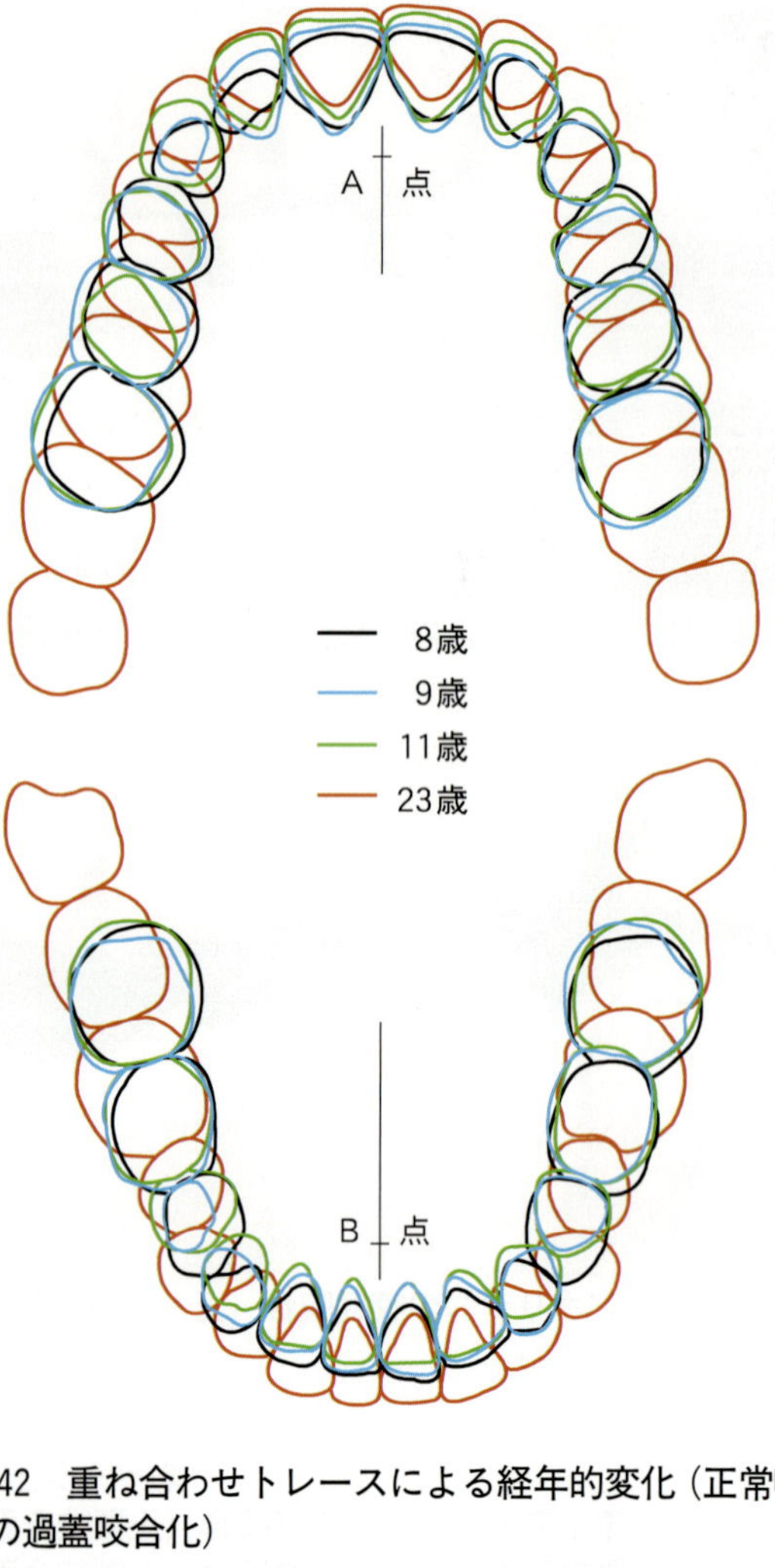

図 42　重ね合わせトレースによる経年的変化（正常咬合の過蓋咬合化）

はじめに

私の専門は、歯科人類学である。

人類学といっても、研究分野は現生人類で、テーマは現代人の歯と歯列と顎である。歯は、第三大臼歯を選んだ。

なぜ、第三大臼歯なのか。

私は天《あま》の邪鬼《じゃく》だったので、誰もやらないことをやろうと考えた。そこで、誰もが等閑視していた（実は、見過ごしている）学問領域の隙間に独り潜り込んだ。

今や、第三大臼歯に関心を寄せる歯科医師や研究者は少ない。けれども唯一、退化にかかわる歯であることから、私にとっては格好の研究対象となった。それに、第三大臼歯はほかの歯に比べて、研究材料として格段に入手しやすい。

本書は、歯の退化と変化、咬合様式と矯正治療、歯列と顎の変化を主題とする。内容は、すべて私の最近八年間の形態系研究を再構成した。研究手法がシンプルなので、雑巾（頭脳）の絞り方が甘い点はご寛容いただきたい。

あわせて、志ある若い諸君に、私の研究観を伝えたいという一心から、処々《しょしょ》に独り善がりな余談を記した。この点も、ご笑読いただきたい。

私の共同研究者である、高橋正志、西巻明彦、陶粟嫻、亀田晃、亀田剛、影山幾男、関本恒夫、宮川行男、後藤真一、石山巳喜夫、下村浩巳、G・C・タウンゼント、および中原貴の諸氏に感謝する。

なお、本文中の氏名の敬称は、省略させていただいた。

五〇冊目の著書を脱稿して

中原　泉

歯の人類学 contents

歯の人類学

歯は退化しているか
退化には人種差がある
人種とエナメル質の様相
最初に生える永久歯の謎
なぜ生える方角がわかるのか
原生アボリジニの咬合様式
咬合様式の変化と矯正治療
永久歯列の成長変化をみる
顎は大きくなっているが…

1 歯は退化しているか

科学に古典はない

古典は文学の世界では、悠久の彼方へ消え去ることはない。時間という苛酷な試練を超えて、今に光彩を放つ。

一方、科学の世界には、古典は存在しない。とりわけ医学においては、古典とは何か、と問われても答えに窮する。A・ヴェサリウス(1)が一五四三

(1) A・ヴェサリウス(一五一四〜一五

年に著した『人体構造論』は、近代医学の扉をひらいたといわれる。けれども今では、『人体構造論』を繙《ひもと》く人は、一握りの医学史家に限られる。それは現代医学からみれば、もはや同書には科学的な価値がないからである。科学は合理性に徹し有用性を追及し、あとを振り返らない。

藤田恒太郎[2]は、口腔解剖学の泰斗《たいと》である。彼は一九四九年に『歯の解剖学』を著し、口腔解剖を学問として体系づけた。現在まで版を重ねるが、われわれは同書を古典とはいわない。

藤田は、第一に、乳歯二〇本・永久歯三二本の歯を標準化した。第二に、歯は退化しつつある器官であると説いた。彼の学説は賞賛され、揺るぎない定説となった。人類の歯の系統発生のうちで、歯の退化は最も重要なテーマといわれて久しい。

藤田は一九五〇年、「人類の歯は系統発生的に退化過程をたどりつつある」と説き、歯の退化の現象は、歯数、形態、位置、咬合、萌出時期の異常として現れ、その歯の有する恒常性を失う程度によって判定されるとし、

六四）近代解剖学の祖と謳われる十六世紀のパイオニア。一五四三年に『人体の構造に関する七章の書』（略称：人体構造論）を出版し、中世の信仰医術を改革して近代解剖学を体系づけた。ベルギー人。

（2）**藤田恒太郎《つねたろう》（一九〇三～一九六四）** 解剖学の第一人者。東京高等歯科医学校（現、東京医科歯科大学）教授を経て、一九四五年に東京大学医学部の解剖学教授となる。口腔解剖学の権威でもあり、〝歯

4

この点から第三大臼歯が最も退化過程にある、と教示した。

この藤田に発する歯の退化説は、彼の信奉者や弟子たちによって支持され継承された。

朝倉は、「人類の歯は退化器官に属し、進化とともに数の減少と大きさの縮小、形態の単純化の傾向を示す」と断定し、酒井琢朗もまた、人類の歯が退化器官に属することは、古生物学・人類学上の明らかな事実であるとし、「歯の欠損の成因は″人類の歯の退化現象″であり、そのほとんどが系統発生学的な意義をもつ。人類の歯のうちで、先天性欠損の頻度が最も高い歯は第三大臼歯である」と特定した。

重ねて藤田は、「われわれ人類は絶えず歯数減少の方向に向かって進化しつつあるのであって、歯数不足はこの傾向における未来形と考えるべきものである」と説いた。また埴原和郎（東京大学理学部人類学教授）は、人類の歯は一貫して退化の方向に変化し、「将来、永久歯数は第三大臼歯の先天性欠如により二八本になる」と予想した。さらに後藤は、それを未来型

の藤田″と謳われた。

現代人の歯数と称し、大胆にも将来の歯数の減少を予測し、二八本になる時期がさして遠くないことを示唆した。

なお、先人のいう第三大臼歯の退化とは、歯数の異常として現れる先天性欠如を意味する。

歯数の辿ったプロセス

さて、退化(3)とは進化の過程における退行性変化、と定義される。進化(3)というと、脳容積が増大した、直立二足歩行したなど、いかにもアクティブで進歩的なイメージを与える。反面、尾骨がなくなった、剛毛が消失した、智歯(4)が欠如した、などは退化とされているが、それらは実は進化ともいえるのではないか。つまり、進化か退化かは、多分に主観的な見方に左右される。人類にとって好ましい変化は進化として受け入れ、好ましからざる変化は退化とみなす傾向にある。その視点からすれば、進化とは退化の過

(3) **退化**　生物体のある器官や組織が、発生や進化の過程で、本来有する恒常性を失って、次第に機能の衰退や形態の縮小をする現象をいう。一方、脳容積が増大し咀嚼器官が退歩することが、人類の**進化**の普遍的な

程における進行性変化、とも定義できる。結局、退化と進化とは、いわばコインの表と裏のようなものなのである。

ひるがえって、哺乳類や人類の歯数が減少してきたことは、古生物学や人類学上の事実である。約六五〇〇万年前の哺乳類の原型といわれるデルタテリジウム、いわゆる食虫類の永久歯数は、哺乳類の基本歯式とされる。彼らは片顎で切歯三、犬歯一、小臼歯四、大臼歯三の計四四本の歯をもっていた。

それが約六〇〇〇万年前のパレクトンでは、八本が欠如して計三六本になった。これは原猿類、いわゆる原始的なサルのステージに当たり、上・下顎の左右側の切歯一本ずつと小臼歯一本ずつが減少した。次の約三四〇〇万年前の真猿類のパラピテクス、いわゆる進化したサルの段階を経て、約二二〇〇万年前の大型類人猿のプロコンスル（ヒトと類人猿の共通の祖先）になると、三二本に減少して現在に至るステージを迎えた。

欧米では、真猿類の第一・第二・第三小臼歯のうちの第一小臼歯が消失

傾向とみなされている。

（4）**智歯**　第三大臼歯の旧学名。第三大臼歯は、おおむね十七〜二十一歳で萌出する。成人してから生えるので、智（恵）歯とよばれた。古くは、親が亡くなってから生えてくることから、〝親知らず〟ともいわれた。長寿社会となった今日では、死語となった。

し、その第二・第三小臼歯がヒトと類人猿の第一・第二小臼歯になったと考えられてきた。しかし藤田は一九五八年、歯の退化の法則として、臼歯列は遠心端（後方）から退化していくという列端退化説を提唱した。彼は、真猿類の第三大臼歯（乳歯列の列端）と、代生歯の第三小臼歯（代生歯列の列端）が消失して、ヒトと類人猿の歯数になったと考えた。つまり、真猿類の第三乳臼歯が永久歯化して、ヒトと類人猿の第一大臼歯になり、真猿類の第一・第二大臼歯の名称がひとつずつずれて、ヒトと類人猿の第二・第三大臼歯になったことになる。

次いで、約七〇〇万年前の猿人・アウストラロピテクスでは、三本の大臼歯のうちで第三大臼歯は最も大きくかつ機能的であった。次に、約一九〇万年前の原人・ホモエレクトスになって、第三大臼歯の退化傾向が始まり、まず第三大臼歯は第二大臼歯より縮小していく。やがて、旧人・ホモサピエンスを経て、約一六万年前に登場した新人・ホモサピエンス・サピエンスの時代の途上から、第三大臼歯の欠如が始まり、徐々に減少傾向を

デルタテリジウム	約6500万年前	44本
パレクトン	約6000万年前	36本
パラピテクス	約3400万年前	36本
プロコンスル	約2200万年前	32本
猿人	約700万年前	32本
原人	約190万年前	第三大臼歯の縮小
旧人	約60万年前	第三大臼歯の縮小
新人	約16万年前	第三大臼歯の欠如

図1　哺乳類・人類の歯数の推移

辿り、約一万年前から二八本へ向けて未曾有の勢いで加速していった（図1）。

第三大臼歯の消え去る日

私は偏屈にも、人類の歯が二八本になるのはいつごろか、知りたいと思った。そこで第三大臼歯の退化過程と現在の退化状況を分析して、その時期を予測しようと試みた。

かろうじて、鈴木尚（東京大学理学部人類学教授）は、第三大臼歯の時代的推移を調べたデータを残していた。彼は、縄文、古墳、鎌倉、昭和の四時代における第三大臼歯の、男女込みの上・下顎の四歯萌出率を比較した。私は、それに森忠男と中原泉による現在のデータを加え、計六点の観測時点をもとに、指数曲線(5)のモデルから、過去の推移と将来の推移を指数関数的に推計した。

新人が日本列島に痕跡を印すのは、約三万年前である。この三万年前を始点として、㈠三万年前は欠如率〇%と仮定する。㈡その後、退化は一方向に進行し、最終的に欠如率は一〇〇%になると仮定するとした。

その結果、過去の四歯萌出率の推計は、縄文時代は八〇%、古墳時代六三%、鎌倉時代四三%、現代三〇%であった。すなわちカーブは、縄文から古墳時代の五五〇〇年でゆるやかに二〇%減少し、古墳から鎌倉時代の八〇〇年で加速度的に二〇%ダウンし、現代までの七〇〇年にさらに一〇%落ちて三〇%に至った。このように第三大臼歯は減少の一途を辿り、七〇%欠如するのに三万年を要した計算になる。

また将来の推計は、四歯萌出率が五%となる時点は約六〇〇〇年後、同じく一%となる時点は約八五〇〇〇年後であった。われわれ日本人の口腔内

(5) **指数曲線**　エクスポネンシャル・カーブ。難解な計算式の説明は省くが、計算した数学者は、推計結果は間違いないと太鼓判を押した。衛生学者には統計上無理があると退けられたが、他にデータがないので、私としては、ない袖は振れない。

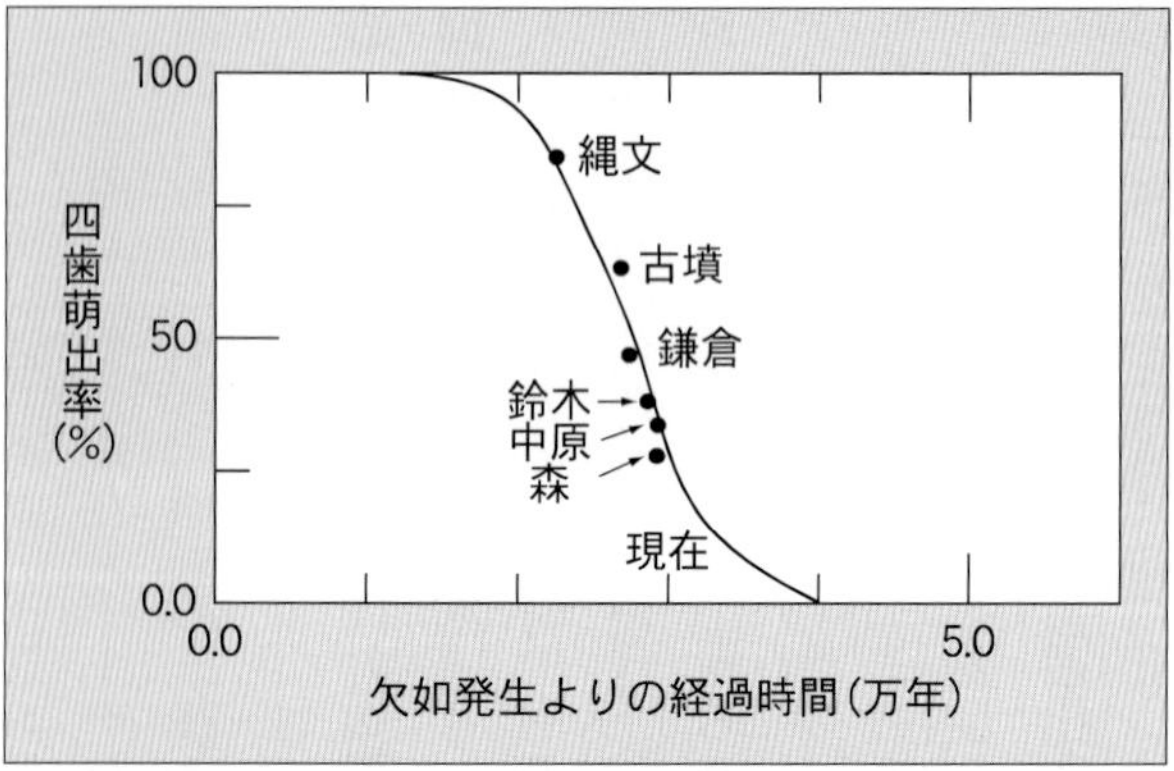

図 2　第三大臼歯の四歯萌出率の推計

から、第三大臼歯が消え去る日は、少なくとも一万年後になる（図2）。

この歳月は、医学上の時間単位とは程遠い。生身の人間を対象とする医学のタイムテーブルは、せいぜい寿命の範囲内であろう。第三大臼歯は、現代人の口腔ではほとんど機能していないので、とかく不用な退化歯として疎外されがちである。埋伏や半埋伏が少なくなく、歯科臨床上、たいへん厄介な存在になっている。けれども、われわれ人類はこの第三大臼歯とは、これから三百世代も付き合っていかなければならない。

このあと私は、別の研究目的で、アジア圏五か国における第三大臼歯の退化状況を調査した。そのうちのタイ人は、最も四歯萌出率が高く、男子で約九一%、女子で約八三%を示した。つまり、タイ人男子は九%欠如するのに、三万年かかった計算になる。指数曲線で推計すると、タイ人男子の口腔内から第三大臼歯が消失するのは、二七万年も先という途方もない話である。この時間差からすれば、日本人の退化は、タイ人の七倍近い速さで進行したことになる。退化の進行度に、これほどの差があることは一驚に値する。

退化は進行したか

ここで、私の好奇心の虫がうごめき始めた。将来推計はさておいて、退化はこの半世紀の間に、どの程度進行したのだろうか。それには、今昔のデータを比較すればよい。私は日本歯科大学の図書館の古い書架を這いまわり、第三大臼歯の存在率や萌出率などを調査した十数編の論文を漁った。いずれも、調査方法や統計処理に差異や異同がある。ある日、埃《ほこり》をかぶった古色の日本歯科学会雑誌を探し出し、日本人の第三大臼歯の萌出に関する森忠男(6)の論文を見出した。

森は一九三〇年、成人男女計九八三一名について、問診・視診・触診・打診により口腔診査を実施し、上・下顎の第三大臼歯の萌出・欠如状況、すなわち同歯の存否を検査した。昭和初期の古論文と軽んじてはならない。シンプルな診査だが、男女総計九八〇〇余名という圧倒的な対象者数が説得力をもつ。その膨大なデータのうち、私は、数え年で十九歳から二十六歳の男子六三九四名・女子五五一名の計六九四五名を抽出した。

今回の調査でいう萌出（森は出齦《しゅつぎん》と記した）とは、歯の発生・形成と同義で、顎骨内に埋伏した状態のものを含む。X線写真は一切撮らずに、完全埋伏の場合は触診で確認できるものとし、抜歯既往は問診と視診によって確認した。

(6) 森 忠男　日本歯科医学専門学校（現、日本歯科大学）の歯科保存学教授。一九三一年発行の日本歯科学会雑誌第二四巻に、「本邦人ニ於ケル第三大臼歯ノ発生状態及該歯根ノ化灰完了時期ニ就テ」を発表した。第三大臼歯を調査・分析した長文の優れた論文である。

私は一九九五年、森の調査方法に準拠し、満年齢十八歳から二十五歳の男子三九〇名・女子一八五名の計五七五名の口腔診査を実施した。森の調査結果と比較するのが目的なので、診査は森の調査方法とまったく同じ方法で行った。

出張帰りの日曜日の午後、研究室で診査データの集計を始めた私は、数分も経たないうちに、アレ？　計算機の故障かと疑った。数値の一部が、思いがけない方向に独走していったのだ。私はうろたえながら、とにかく全データを整理し、集計した中原と森の調査表を対照した。第三大臼歯の存否については、四歯萌出・一歯欠如・二歯欠如・三歯欠如・四歯欠如に五区分し、その該当歯の位置により一六タイプに分類し、存否数と存否率を算出していた（図3）。

全般的にみる限り、欠如傾向は四歯萌出から順次、一歯欠如、二歯欠如、三歯欠如、そして四歯欠如と、段階的に移行していくわけではない。それは、一六タイプにおよぶ無秩序の多様な欠如状況で、欠如の仕方に一定の

（数字の上段は対象者数，下段は%）

×｜× ○｜○	○｜× ×｜○	×｜○ ○｜×	2歯 小計	○｜× ×｜×	×｜○ ×｜×	×｜× ×｜○	×｜× ○｜×	3歯 小計	×｜× ×｜×	総計
383 6.0	32 0.5	36 0.6	925 14.5	161 2.5	217 3.4	168 2.6	166 2.6	712 11.1	1,939 30.3	6,394
41 10.5	3 0.8	3 0.8	68 17.4	7 1.8	7 1.8	10 2.6	8 2.1	32 8.2	97 24.9	390
37 6.7	3 0.5	5 0.9	72 13.1	6 1.1	16 2.9	17 3.1	22 4.0	61 11.1	244 44.3	551
18 9.7	0 —	0 —	25 13.5	4 2.2	4 2.2	6 3.2	8 4.3	22 11.9	90 48.6	185

図 3　現代日本人の第三大臼歯の存否数と存否率

パターンはみられない。

ただし、一六タイプのうち両サイドを除いて、上顎両側欠如・下顎両側萌出型が、森の調査では男子六・○%・女子六・七%で、最も欠如の頻度が高かった。中原では男子一○・五%（森より四・五%増）・女子九・七%（同三・○%増）と、さらに欠如率は上昇した。このタイプは、臼歯列の後方からの退化では、下顎歯より上顎歯が先行する、という藤田説を裏付けている。

一方、上顎左側欠如・下顎右側欠如型は、森では男子○・五%・女子○・五%、中原では男子○・八%・女子○・○%で

	研究者	○○ ○○	○× ○○	○○ ○×	○○ ×○	×○ ○○	1歯 小計	○× ○×	○○ ××	×○ ×○
男子	森	2,027 31.7	204 3.2	184 2.9	171 2.7	232 3.6	791 12.4	78 1.2	316 4.9	80 1.3
	中　原	153 39.2	12 3.1	10 2.6	7 1.8	11 2.8	40 10.3	9 2.3	10 2.6	2 0.5
女子	森	114 20.7	16 2.9	13 2.4	8 1.5	23 4.2	60 10.9	8 1.5	13 2.4	6 1.1
	中　原	38 20.5	3 1.6	4 2.2	2 1.1	1 0.5	10 5.4	0 —	5 2.7	2 1.1

あり、また上顎右側欠如・下顎左側欠如型は、森では男子○・六%・女子○・九%、中原では男子○・八%・女子○・○%で、両型ともに最も欠如の頻度が低かった。とりわけ中原の女子では、両型ともに一八五名中一名もいなかった。このタイプは、藤田の上顎歯先行に合致しないので、どのように解釈したらよいのか。

退化が逆行した！

次いで私は、数値が走った問題の一六タイプの両サイド、上下四本とも生えている四歯萌出型と、上下四本とも欠けて

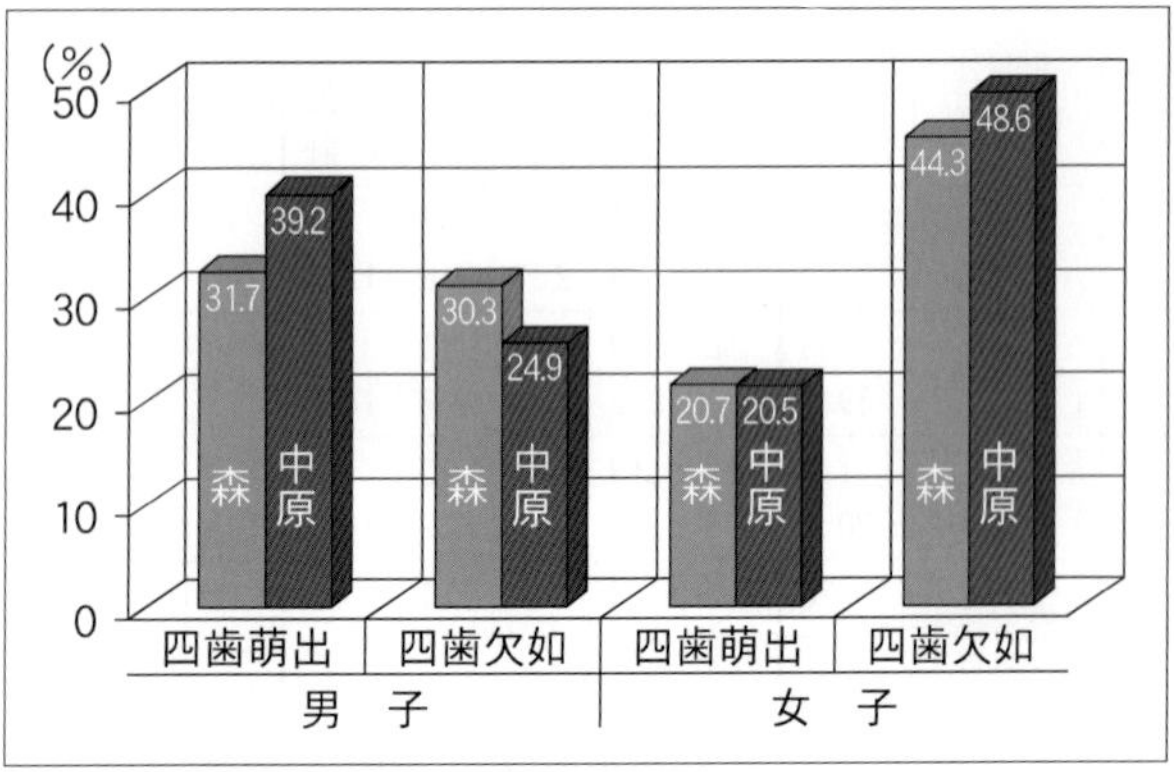

図４　現代日本人の第三大臼歯の存否率

いる四歯欠如型という、最も顕著なタイプを比較した。私はこのときほど、研究の意外性を実感したことはない（図４）。

（一）四歯萌出型は、男子では三一・七％（森）から三九・二％（中原）となり、後者が七・五％増加した。有意差はp＜0.01。すなわち、退化が高度に有意に逆行した。

（二）四歯萌出型は、女子では二〇・七％（森）と二〇・五％（中原）で、変化はない。すなわち、退化は進行しなかった。系統発生学的にみて、退化は千年万年億年単位で進む緩慢な現象と考えられるので、両者の変わらぬデータには妥当性がある。
(三)四歯欠如型は、男子では三〇・三%(森)から二四・九%(中原)となり、後者が五・四%減少した。有意差は$p<0.05$。すなわち、退化が有意に逆行した。
(四)四歯欠如型は、女子では四四・三%(森)から四八・六%(中原)となり、後者が四・三%増加した。しかし、$p<0.4$なので、両者に有意差があるとはいえない。すなわち、退化は進行したとも、しなかったとも断定できない。
結局、(一)・(三)の男子においては、私の調査の意図とは異なり、予期に反して先人の定説に著しく矛盾する結果を得た。それは、この半世紀余りの第三大臼歯の退化に、異常な変化が生じていることを教えていた。

今回の異常は本来、減少過程にあるはずの四歯萌出が逆行して増加し、また増加過程にあるべき四歯欠如が逆行して減少したところにある。両者とも、退化の方向性に従っていないのである。両者の変化は相対的であるが、変化の方向が退化に逆行する点で一致しているので、両者の増加と減少は相関関係にある。

欠如と栄養は反比例する

それから半月の間、私は夢うつつ、脳裡には〝なぜ退化が逆行したのか〟という疑問が渦巻いていた。森の報告は一九三一年に発表されたので、一九九五年の私の調査とは六五年、およそ二世代の隔たりがある。

昭和初めの当時、一九三七年、陸軍省の医務局長は徴兵検査の結果を、「体格は年毎に悪化し、大正五年には千人につき不合格者二五〇人であったのに、最近では千人中三五〇人、地方に依ては四五〇人の不合格者に増加している。其の原因の一は筋肉及骨格の薄弱で、之を職業別にすると学生が最も悪く千人中不合格者五〇〇人の多数に上っている」と慨嘆し、国家の一大事として訴えた。斯《か》く国民の体位・体力の低下が憂慮され、とりわけ虚弱児童の対策が焦眉《しょうび》の急という時代であった。

一方、昭和三〇年代中ごろから、国民所得の上昇に伴って、それまでの穀類中心の食事に代わって、動物性食品と油脂類が増加し、日本人の食生活環境が一変した。昭和四〇年代に入ると、食生活はいっそう豊かになった。国民一般の一人一日当りの所要栄養摂取量は、熱量二、二二三kcal、蛋白質七四・四g、脂肪三四・三g、総摂取量は一、二三九・一gとなり、いずれも所定の標準必要量を大幅に超え、栄養水準のめざましい向上を示した。これにより青少年の体格や身長は、欧米人を追って格段の伸びをみせ、日本人の体型そのものを一新した。

中原の対象者たちは、いわば飽食の時代を迎えた昭和五〇年前後に出生した。彼らの第三大臼歯の歯胚(7)のエナメル器(7)は、生後四〜五年で出現した。その石灰化が開始されるのは三〜五年後で、昭和五〇年代の終わりになる。この美食の時代に育って十年ほどして、最後方部に歯が萌出する。ただし、萌出すべき歯が欠如している者は少なくない。

(7) **歯胚**　歯の原基で、エナメル器・歯乳頭・歯小嚢より構成される。歯芽《げ》ともいう。**エナメル器**は、歯胚の上皮性部分で、エナメル質をつくる。

森の対象者たちの男子の平均体重は五四・七kg、平均身長は一六二・八cmである。それに比して、中原の対象者たちはおのおの六七・五kg・一七一・九cmで、森より体重は一二・八kg・身長は九・一cmも増加している。女子も同じく、平均体重四八・六kgが五四・四kg、平均身長一五〇・六cmが一五九・一cmとなり、五・八kg増えて八・五cm伸びている。

このように日本人の体軀は、半世紀の間に著しい成熟をみせた。しかしながら、今回の逆行現象の要因は、いわゆる現代っ子の飽食暖衣による成長・発育にあるとして片付けられない。なぜなら、雑食・粗食であった縄文時代以前には四歯萌出していたのに、この一万年間、食糧生産と食物摂取の改良・改善に伴って欠如が急増してきた。つまり、栄養状態と欠如の歴史は、常に反比例しているのである。それゆえに、第三大臼歯の欠如は食餌や栄養に相関しないのではないか、という疑問を払拭できない。

性差とは欠如の多寡

その疑問の論拠としては、この六五年間に女子の体重・身長も増加しているのだから、食餌・栄養が主因ならば、女子もまた男子と同様の増減傾向を示してよいはずである。しかしながら、男子と女子の萌出と欠如の増減には、整合性がみられない。

もともと、歯の退化には性差がある。ただし、ここでいう性差とは、退化の方向性の差異ではなく、男女の萌出と欠如の数量上の多寡《たか》を指す。今回の調査においても、四歯萌出型は、森の調査では、男子は女子より一一・一%高く、中原ではさらにひらいて、男子三九・二%・女子二〇・五%で一八・七%の差になる。反対に四歯欠如型では、森の男子では女子より一四・〇%低く、中原ではさらにひらいて、男子二四・九%・女子四八・六%で二三・七%の差になる。すなわち、男子のほうは萌出傾向が強く、女子のほうは欠如傾向が強い。男女の差は明らかである。

実は、先に述べたが、アジア圏五か国における第三大臼歯の退化状況を調査した際、四歯萌出型では、韓国人の男子は一六・八%・女子一六・二%、また中国の四川省成都における男子は五三・〇%・女子五一・三%であった。さらに四歯欠如型では、中国の上海における男子は二四・〇%・女子二四・〇%で、いずれもほぼ男女同率を示した。すなわち、人種（民族）によっては、第三大臼歯の退化に性差のないことが、初めて判明した。したがって、前段にいう性差とは、あくまで日本人における事例になる。

性差に関連して、歯胚を含む歯の萌出を促進する要因として、糖質コルチコイド作用をもった副腎皮質ホルモンが萌出を促進させ、同時に歯根膜の支持力を増大させるという報告がある。あわせて、脳下垂体から抽出された成長ホルモン、甲状腺ホルモン、男性ホルモンも促進作用を有するという。今回の男子・女子の相違は、こうした内分泌機能に起因しているのであろうか。男子の逆行現象は、男性のホルモンが歯胚の発生や歯の形成を活性化させた結果なのか。

第三大臼歯退化逆行説

次に注目すべき現象は、逆行が六五年という信じがたいほどの短期間に起こったことである。先の指数曲線のモデルで推計すると、増減の進度は同じと仮定して、中原の萌出が七・五％増加するには少なくとも二九〇〇年余り、欠如が五・四％減少するにはおよそ三五〇〇年の歳月を必要とする。つまり、この異変は最近六五年間に、それまでの三万年の四八〜五八倍という驚異的なスピードで進行したことになる。

今回の逆行は、古人類学や人類学領域の時間単位でみれば、たかだか誤差の範囲といえるかもしれない。しかし、医学上は退化の一過程として検証に値する時間帯であり、単に誤差として見過ごすわけにはいかない。私が〝現代人の第三大臼歯退化逆行説〟を提起する所以《ゆえん》である。

確かに、一九九〇年代の日本人の青年男子において、第三大臼歯の退化の進行に急ブレーキがかかった。はたして、これは日本のユニークな時代に生じた一時的な、限局的な退化の後戻り現象なのか。あるいは本来、行きつ戻りつ波状的に進む退化の反復現象なのか。しかし、退化が暫時停滞することはありうるかもしれないが、後戻りする、進退を繰り返すという証明はない。それとも、信じがたいことだが、このまま逆行を続ける退化の完全な復帰現象なのか。

いずれも、退化の道は一方通行という不可逆性の法則に反する。紛れもなく退化という無限の流れは、自然界においてはとどめようのない絶対的なダイナミズムなのである。要するに、変化が可逆的ならば、それは退化とはいえないのではないか、ということである。

ここにきて、私のなかに疑念がポツンと穴をあけた。藤田の退化論は、第三大臼歯に次いで欠如率の高いのは、一・二〜四・〇%の下顎中切歯であると指摘した。また第三大臼歯以外のすべての歯を平均した欠如率は、

○・六六%に過ぎないことを記した。かねて私は、七○%におよぶ第三大臼歯の欠如率とコンマ以下の他歯を、退化の概念のもとに同列に扱ってよいのか、と秘かな疑念を抱いていた。有《あ》り体《てい》にいえば、下顎中切歯をはじめとする他歯の欠如は、病的あるいは体質的な欠損に過ぎないのではないか、ということだ。二八本の他歯が退化の範疇に属さないとすれば、退化に関わる歯は第三大臼歯のみとなってしまう。

　そうなると、第三大臼歯も退化しているのか？　と、私の疑念は墨のように広がり、先人の退化論は私のなかで揺らぎ始めていた。私は、学問研究には時代的限界があることを踏まえて、第三大臼歯の退化をめぐる既成の概念や見解を再考する必要に迫られた。

2 退化には人種差がある

アジア圏五か国の国際調査

私は、歯の退化に関する調査を進めるうちに、日本人にとどまらず、世界各国の人種差を調べたいと思った。

人種という言葉には、語弊がある。すでに、人類学の世界では廃語になっているが、ほかに適当な用語が見当らない。人種は、ヒトの生物学的特徴を区分単位とし、(古典的な分類であるが)コーカソイド・類白色人種群、モンゴロイド・類黄色人種群、ネグロイド・類黒色人種群の三大人種集団に分類される。オーストラロイド・類オーストラリア人種群、カポイド・コイサン人種群を加えた五大分類もある。

これらの人種集団は、ヒトの生活圏が拡大した約三～一万年前の新人のステージに生じたといわれる。当初、原住する地域的風土に従って発生したが、世界各地への移住によりさまざまに混交し混血し、やがて本来の純粋性を失って、その身体的な特徴は混沌としていった。そのため現在では、人種を区分することは至難となっている。この三大人種区分は、すべての人間集団を網羅しているわけではなく、あくまで便宜上の大ざっぱな区分に過ぎない。事実上、人種という物差しで、地球上の現代人を線引きすることはできえない。

そこで私は、言語や宗教などの文化的伝統と、血縁や地域などの歴史的な運命を共有する人々の集団、すなわち、基本的に均質性をもつ民族で構成された国民を区分単位とすることにした。したがって、ここでいう人種とは、民族別の人間集団を意味する。

第三大臼歯の欠如率に関しては、ネグロイド五・三％、コーカソイド九〜二七％、モンゴロイド三六〜五三％で、モンゴロイドの欠如率が最も高い、という山田らの報告がある。しかし、国別・民族別に比較・分析した知見はみられない。

私は、比較的、民族性や民族相の保持されている国の人々の第三大臼歯の存否を統計的に調査し、その人種差（民族差）を分析することとした。そこで、アジア圏における北東部の日本、中国の成都と上海、台湾、南東部のフィリピン、タイの五か国六都市の調査を試みた（図5）。

一九九五年、国際学会が東京であった折、五か国の共同研究者が一堂に会し、調査方法の統一を図った。満十八歳〜二十五歳の男子・女子を対象として、問診・視診・触診・打診による口腔診査により、上・下顎の第三大臼歯の存否を検査する。完全埋伏歯、半埋伏歯、抜歯既往も、発生・形

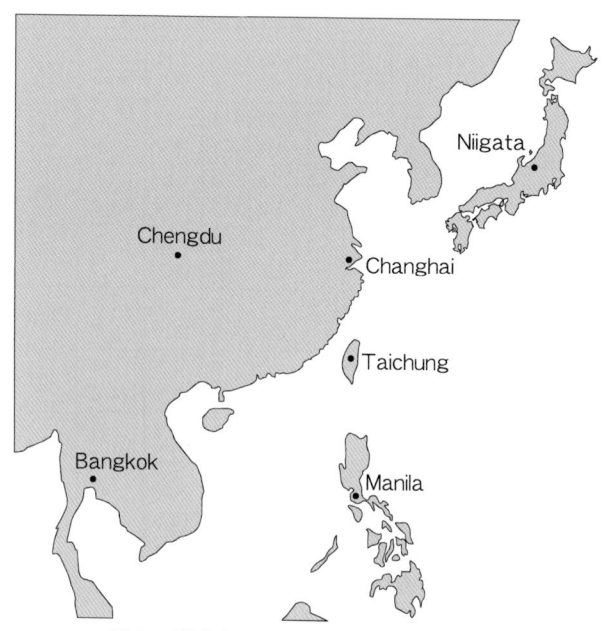

図5　調査したアジア圏5か国の6都市

成とみなす。

私と海外の共同研究者は、同年秋から翌年の春までの間に、自国の歯科医療機関において、総計二〇四七名の口腔診査を実施した。第三大臼歯の存否については、第一章の調査と同様に、四歯萌出・一歯欠如・二歯欠如・三歯欠

（数字の上段は対象者数，下段は％）

×｜× ○｜○	○｜× ×｜○	×｜○ ○｜×	2歯 小計	○｜× ×｜×	×｜○ ×｜×	×｜× ×｜○	×｜× ○｜×	3歯 小計	×｜× ×｜×	総計
41 10.5	3 0.8	3 0.8	68 17.4	7 1.8	7 1.8	10 2.6	8 2.1	32 8.2	97 24.9	390
18 9.7	0 —	0 —	25 13.5	4 2.2	4 2.2	6 3.2	8 4.3	22 11.9	90 48.6	185
4 3.4	1 0.9	1 0.9	15 12.8	5 4.3	0 —	3 2.6	2 1.7	10 8.5	9 7.7	117
2 1.8	1 0.9	1 0.9	12 10.6	3 2.7	3 2.7	5 4.4	6 5.3	17 15.0	11 9.7	113
10 10.0	0 —	1 1.0	19 19.0	3 3.0	0 —	0 —	2 2.0	5 5.0	24 24.0	100
2 2.0	0 —	0 —	11 11.0	0 —	1 1.0	1 1.0	1 1.0	3 3.0	24 24.0	100
13 4.0	10 3.1	4 1.2	54 16.8	4 1.2	10 3.1	7 2.2	14 4.4	35 10.9	49 15.3	321
12 12.0	1 1.0	2 2.0	20 20.0	0 —	0 —	1 1.0	5 5.0	6 6.0	20 20.0	100
1 1.0	0 —	0 —	6 5.7	1 1.0	2 1.9	0 —	0 —	3 2.9	1 1.0	105
17 7.6	1 0.4	0 —	24 10.7	1 0.4	0 —	1 0.4	3 1.3	5 2.2	6 2.7	225
2 1.8	0 —	0 —	2 1.8	2 1.8	0 —	0 —	0 —	2 1.8	0 —	110
3 1.7	0 —	0 —	8 4.4	1 0.6	0 —	2 1.1	1 0.6	4 2.2	9 5.0	181

図6　現代アジア人の第三大臼歯の存否数と存否率

国	性	○○ ○○	○× ○○	○○ ○×	○○ ×○	×○ ○○	1歯 小計	○× ○×	○○ ××	×○ ×○
日本	♂	153 39.2	12 3.1	10 2.6	7 1.8	11 2.8	40 10.3	9 2.3	10 2.6	2 0.5
	♀	38 20.5	3 1.6	4 2.2	2 1.1	1 0.5	10 5.4	0 —	5 2.7	2 1.1
中国・成都	♂	62 53.0	7 6.0	3 2.6	5 4.3	6 5.1	21 17.9	2 1.7	5 4.3	2 1.7
	♀	58 51.3	6 5.3	2 1.8	5 4.4	2 1.8	15 13.3	3 2.7	3 2.7	2 1.8
中国・上海	♂	43 43.0	4 4.0	2 2.0	2 2.0	1 1.0	9 9.0	1 1.0	5 5.0	2 2.0
	♀	52 52.0	3 3.0	1 1.0	5 5.0	1 1.0	10 10.0	0 —	8 8.0	1 1.0
台湾	♂	155 48.3	3 0.9	15 4.7	7 2.2	3 0.9	28 8.7	2 0.6	20 6.2	5 1.6
	♀	44 44.0	1 1.0	2 2.0	3 3.0	4 4.0	10 10.0	0 —	1 1.0	4 4.0
フィリピン	♂	85 81.0	0 —	2 1.9	6 5.7	2 1.9	10 9.5	0 —	4 3.8	1 1.0
	♀	165 73.3	8 3.6	2 0.9	2 0.9	13 5.8	25 11.1	0 —	5 2.2	1 0.4
タイ	♂	100 90.9	4 3.6	2 1.8	0 —	0 —	6 5.5	0 —	0 —	0 —
	♀	151 83.4	3 1.7	2 1.1	2 1.1	2 1.1	9 5.0	0 —	3 1.7	2 1.1

如・四歯欠如に五区分し、その該当歯の位置により十六タイプに分類し、存否数と存否率を算出した（図6）。

日本、中国の成都と上海

その結果は、国際的にきわめて多彩な興味深い比較となった。

日本は、アジアのほぼ東端にある温帯性の島国で、約一億二千万の日本民族よりなる。調査は新潟市。

(一) 一六タイプのうち、四歯萌出型は男子三九・二％・女子二〇・五％であった。男子の萌出率は女子の約二倍で、明らかな性差がみられる。

(二) 一六タイプのうち、男女とも上顎二歯欠如・下顎二歯萌出型が多く、男子一〇・五％・女子九・七％であった。

(三) 四歯萌出型・四歯欠如型を除いて、上顎二歯欠如・下顎二歯萌出型以外の一三タイプは、いずれも男子三・一％〜〇・五％・女子四・三％〜〇・

○％であった。各タイプの萌出・欠如に、規則性はみられない。

(四) 一歯欠如型の総計は、男子一〇・三％・女子五・四％、二歯欠如型では男子一七・四％・女子一三・五％、三歯欠如型では男子八・二％・女子一一・九％であった。男女とも、二歯欠如型がやや多い。

(五) 一六タイプのうち、四歯萌出型・四歯欠如型以外の中間型の総計は、男子三五・九％・女子三〇・九％であった。男女差は五・〇％である。

(六) 一六タイプのうち、四歯欠如型は男子二四・九％・女子四八・六％であった。女子の欠如率は男子の約二倍で、明らかな性差がみられる。

中国の成都は、内陸部の西南部にある四川省の省都で、約三百八万の漢民族よりなる。

(一) 一六タイプのうち、四歯萌出型は男子五三・〇％・女子五一・三％であった。萌出率は男女ともほぼ同程度で、性差はみられない。

(二) 一六タイプのうち、四歯萌出型・四歯欠如型を除いて、そのほかの一四タイプには、とくに特徴的な型はみられない。

(三) 四歯萌出型・四歯欠如型を除いて、そのほかの一四タイプは、いずれも男子六・〇%〜〇・〇%・女子五・三%〜〇・九%であった。各タイプの萌出・欠如に、規則性はみられない。

(四) 一歯欠如型の総計は、男子一七・九%・女子一三・三%、二歯欠如型では男子一二・八%・女子一〇・六%、三歯欠如型では男子八・五%・女子一五・〇%であった。男女とも、一歯欠如型が多い。

(五) 一六タイプのうち、四歯萌出型・四歯欠如型以外の中間型の総計は、男子三九・三%・女子三九・〇%であった。男女差は〇・三%である。

(六) 一六タイプのうち、四歯欠如型は男子七・七%・女子九・七%であった。女子の欠如率は二・〇%高いが、性差は小さい。

中国の上海は、海岸部の黄海に面した特別市で、約一三〇〇万の漢民族よりなる。

(一) 一六タイプのうち、四歯萌出型は男子四三・〇%・女子五二・〇%であった。萌出率は五か国人のデータのうちで唯一、男子より女子のほうが高い。その差は九・〇%。

（二）一六タイプのうち、男子の上顎二歯欠如・下顎二歯萌出型が一〇・〇%、女子の上顎二歯萌出・下顎二歯欠如型が八・〇%で多い。

（三）四歯萌出型・四歯欠如型を除いて、そのほかの一四タイプは、いずれも男子一〇・〇%～〇・〇%・女子八・〇%～〇・〇%であった。各タイプの萌出・欠如に、規則性はみられない。

（四）一歯欠如型の総計は、男子九・〇%・女子一〇・〇%、二歯欠如型では男子一九・〇%・女子一一・〇%、三歯欠如型では男子五・〇%・女子三・〇%であった。男女とも、二歯欠如型が多い。

（五）一六タイプのうち、四歯萌出型・四歯欠如型以外の中間型の総計は、男子三三・〇%・女子二四・〇%であった。男女差は九・〇%である。

（六）一六タイプのうち、四歯欠如型は男子二四・〇%・女子二四・〇%であった。男女とも欠如率は同程度で、性差はみられない。

36

台湾、フィリピン、タイ

台湾は、中国大陸の東南にある台湾海峡をへだてる亜熱帯・熱帯性の島国で、約二〇〇〇万の漢民族よりなる。調査は台中市。

(一) 一六タイプのうち、四歯萌出型は男子四八・三%・女子四四・〇%であった。男子の萌出率は女子より四・三%高く、性差がみられる。

(二) 一六タイプのうち、女子の上顎二歯欠如・下顎二歯萌出型が、四歯萌出型に次いで多く、一二・〇%であった。

(三) 四歯萌出型・四歯欠如型を除いて、女子の上顎二歯欠如・下顎二歯萌出型以外の一三タイプは、いずれも男子六・二%~〇・六%・女子五・〇%~〇・〇%であった。各タイプの萌出・欠如に、規則性はみられない。

(四) 一歯欠如型の総計は、男子八・七%・女子一〇・〇%、二歯欠如型では男子一六・八%・女子二〇・〇%、三歯欠如型では男子一〇・九%・

女子六・〇％であった。男女とも二歯欠如型が多い。

(五)　一六タイプのうち、四歯萌出型・四歯欠如型以外の中間型の総計は、男子三六・四％・女子三六・〇％であった。男女差は〇・四％である。

(六)　一六タイプのうち、四歯欠如型は男子一五・三％・女子二〇・〇％であった。女子の欠如率は男子より四・七％高く、性差がみられる。

フィリピンはアジア大陸の東方の台湾南方にある熱帯性の大小七千余りの群島国で、人口約六〇〇〇万の多種族よりなる。調査は首都のマニラ市。

(一)　一六タイプのうち、四歯萌出型は男子八一・〇％・女子七三・三％であった。男子の萌出率は女子より七・七％高く、性差がみられる。

(二)　一六タイプのうち、女子の上顎二歯欠如・下顎二歯萌出型が、四歯萌出型に次いで多く、七・六％であった。

(三)　四歯萌出型・四歯欠如型を除いて、女子の上顎二歯欠如・下顎二歯萌出型以外の一三タイプは、いずれも男子五・七％〜一・〇％・女子五・八％〜〇・〇％であった。各タイプの萌出・欠如に、規則性はみられない。

(四)一歯欠如型の総計は、男子九・五%・女子一一・一%、二歯欠如型では男子五・七%・女子一〇・七%、三歯欠如型では男子二・九%・女子二・二%であった。男女とも、三歯欠如型がきわめて少ない。

(五)一六タイプのうち、四歯萌出型・四歯欠如型以外の中間型の総計は、男子一八・〇%・女子二四・〇%であった。男女差は六・〇%で、女子のほうが高い。

(六)一六タイプのうち、四歯欠如型は男子一・〇%・女子二・七%であった。欠如率は男女ともほぼ同程度で、性差はみられない。

タイは、インドシナ半島のほぼ中央部にあって、カンボジア・ラオス・ミャンマー・マレーシアと国境を接する熱帯性の国で、約五〇〇〇万の約七五%がタイ人・約一五%が華僑よりなる。調査は首都のバンコク市。

(一)一六タイプのうち、四歯萌出型は男子九〇・九%・女子八三・四%であった。男子の萌出率は女子より七・五%高く、性差がみられる。

(二)一六タイプのうち、四歯萌出型・四歯欠如型を除いて、そのほかの一四タイプには、とくに特徴的な型はみられない。

(三) 四歯萌出型・四歯欠如型を除いて、そのほかの一四タイプは、いずれも男子三・六%〜〇・〇%・女子一・七%〜〇・〇%であった。各タイプの萌出・欠如に、規則性はみられない。

(四) 一歯欠如型の総計は、男子五・五%・女子五・〇%、二歯欠如型では男子一・八%・女子四・四%、三歯欠如型では男子一・八%・女子二・二%であった。男女とも、三歯欠如型がきわめて少ない。

(五) 一六タイプのうち、四歯萌出型・四歯欠如型以外の中間型の総計は、男子九・一%・女子一一・六%であった。男女差は二・五%で、女子のほうが高い。

(六) 一六タイプのうち、四歯欠如型は男子〇・〇%・女子五・〇%であった。女子の欠如率は男子より五・〇%高く、やや性差がみられる。

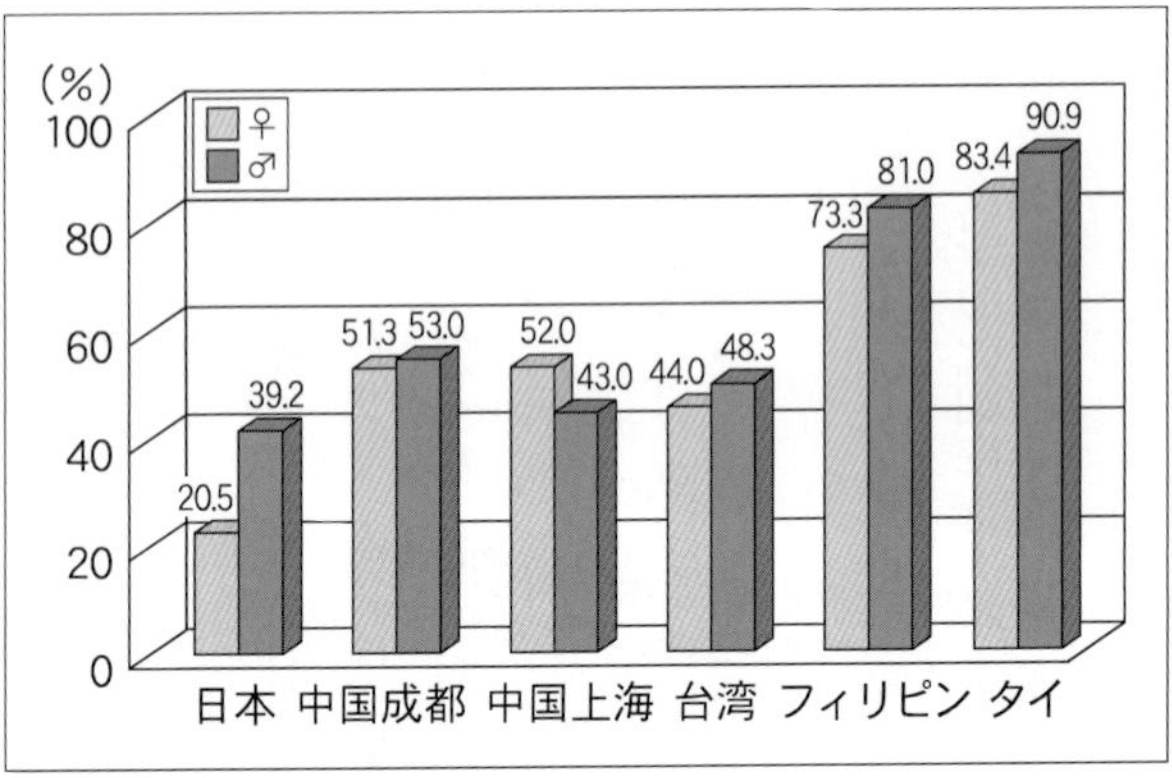

図7　現代アジア人の第三大臼歯の四歯萌出率

退化状況はモザイク状

それでは、五か国六都市の人々の第三大臼歯の存否状況を比較する(図7・8)。

(一)四歯萌出型は、男子ではタイ＞フィリピン＞成都＞台湾＞上海＞日本の順に萌出率が高い。タイ人男子の四歯萌出はきわめて多く、日本人男子の四歯萌出はきわめて少なく、両者には五一・七％の差がある。

また女子では、タイ＞フィリピ

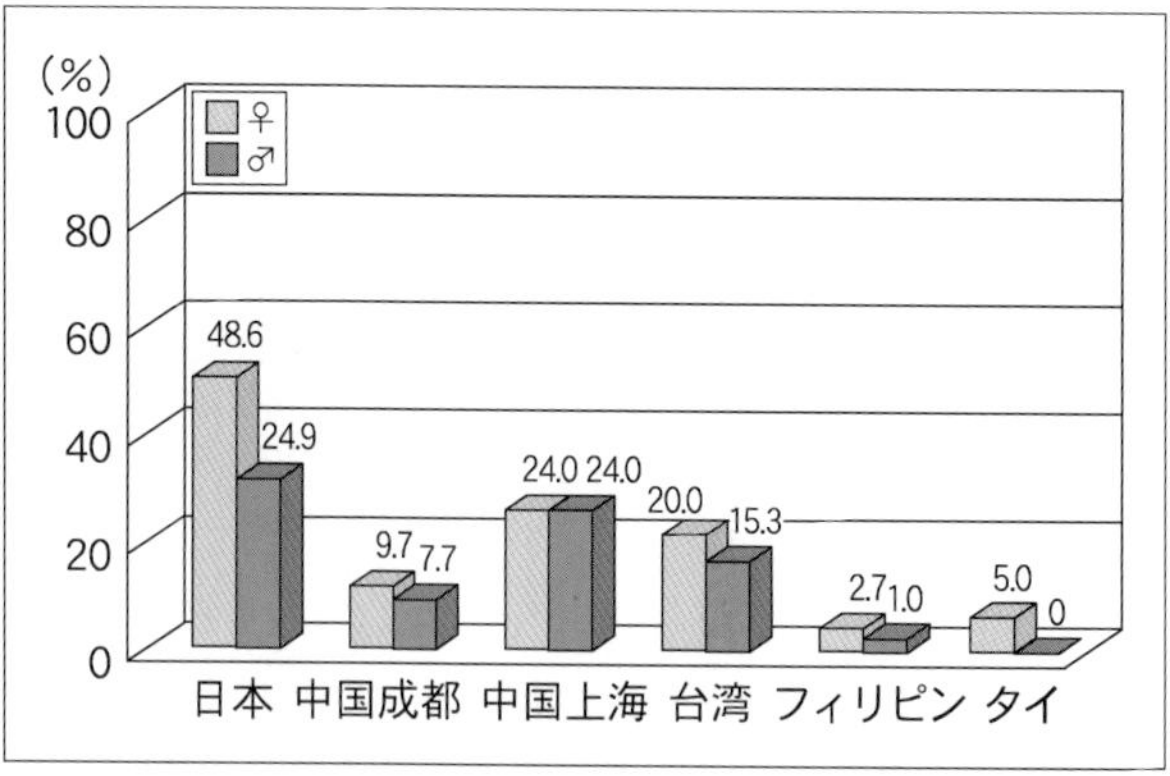

図8　現代アジア人の第三大臼歯の四歯欠如率

ン＞上海＞成都＞台湾＞日本の順に萌出率が高い。タイ人女子の四歯萌出はきわめて多く、日本人女子の四歯萌出はきわめて少なく、両者には六二・九％の差がある。

(二)　四歯萌出型の萌出率は、男女の国別の順位とおおむね一致している。

(三)　四歯欠如型は、四歯萌出型と相対し、男子では日本＞上海＞台湾＞成都＞フィリピン＞タイの順に欠如率が高い。日本人男子の四歯欠如はきわめて多く、タイ人男子の四歯欠如はゼロであり、両者には二四・九％の差がある。

また女子では、日本＞上海＞台湾＞成都＞タイ＞フィリピンの順に欠如率が高い。日本人女子の四歯欠如はきわめて多く、フィリピン人女子の四歯欠如はきわめて少なく、両者には四五・九％の差がある。

(四) 四歯欠如型の欠如率は、四歯萌出型と異なり男女の国別の順位は一致していない。

(五) 一六タイプのうち、上顎二歯欠如・下顎二歯萌出型が、日本人では男女とも、台湾人、フィリピン人では女子のみ、上海人では男子のみ、四歯萌出型に次いで、とくに多い。成都人、タイ人では、とくに特徴的な型はみられない。

(六) 成都人は、男女とも一歯欠如型が多い。上海人、台湾人は、男女とも二歯欠如型がやや多い。フィリピン人、タイ人は、男女とも三歯欠如型がきわめて少ない。両者の三歯欠如型は、四歯欠如型の傾向と移行的に一致している。一方、成都人、上海人、台湾人、日本人には、いずれも有意性はみられない。

（七）一六タイプのうち、四歯萌出型・四歯欠如型以外の中間型の総計は、北東アジアの四国は男子では約四〇～三六％のうち、女子では上海人の二四％を除いて約三九～三一％のうちである。四歯萌出型と四歯欠如型の顕著な相違にもかかわらず、中間型の差異は比較的少ない。

また中間型は、北東アジアの三国は九・〇％～〇・四％男子のほうが多く、反対に南東アジアの二国は六・〇％～二・五％女子のほうが多い。

（八）四歯萌出型では男女に、日本人で一八・七％・タイ人で七・五％・台湾人で四・三％の差がある。上海人のみ、女子のほうが九・〇％多い。また四歯欠如型では女男に、日本人で二三・七％・台湾人で四・七％・タイ人で五・〇％の差がある。すなわち、日本人、台湾人、タイ人には性差がみられる。とくに日本人の性差は、四歯萌出型・四歯欠如型ともに最も高い。

一方、成都人は四歯萌出型では男女に一・七％、四歯欠如型では女男に二・〇%の差がある。同じくフィリピン人は七・七%・一・七%の差で、両者ともほぼ同率である。すなわち、成都人、フィリピン人には性差はみられない。とくに、フィリピン人の四歯欠如型の性差はきわめて小さい。一方、上海人は四歯欠如型のみ二四・〇%の同率で、性差はみられない。成都人、フィリピン人の四歯萌出型、また上海人女子の四歯欠如型に、性差がない理由は明らかでない。

(九) 南東アジアの二国は、四歯萌出率はきわめて高く、相対的に四歯欠如率はきわめて低く、その民族性には共通項がみられる。この発生・欠如傾向は、食環境と自然環境に起因し、とくに熱帯圏では生体の成熟度が高いことによると考えられる。

(十) 北東アジアの三国は、いわゆるアジア・モンゴロイドと称されるが、いずれも類似性や近似性はみられない。第三大臼歯の退化状況にみる限りは、三国の民族には人類学上の共通項は少ない。この発生・欠如傾向は、おのおのの本来の民族性を保持していることによると考えられる。

このように、アジア圏五か国の現代人にみる限り、第三大臼歯の退化状況は、モザイク状に多種多様であることがわかった。決して足並みは揃わないが、欠如という方向性は定まっている。これをバラバラな進度で進む退化のグローバル現象と捉えるか、それとも、退化とは異なる生体活動が後天的に働いているとみるのか。少なからず懐疑的になっていた私は、先天性欠如と後天性欠如の間を振り子のように揺れていた。

3 人種とエナメル質の様相

研究は芋蔓式に進む

私は、研究は芋蔓《いもづる》式に進む、と常に自戒している。一所懸命に引っ張ると、思いがけず、土のなかから新しい芋（テーマ）が繋がって出てくる。それによって、研究の方向が急転回することがある。

実は、アジア圏五か国の第三大臼歯の退化状況を調査した私は、現代日本人と現代タイ人の四歯萌出率・四歯欠如率が、あまりに対極にあることに驚かされた。

先述のとおり、四歯萌出率はタイ人と日本人の男子では九〇・九％と三九・二％で、五一・七％の差であった。同じく女子ではおのおの八三・四％・二〇・五％で、六二・九％の差であった。一方、四歯欠如率はタイ人と日本人の男子では〇・〇％と二四・九％で、二四・九％の差であった。同じく女子ではおのおの五・〇％・四八・六％で、四三・六％の差であった。要するに、両国人男女の間には、四歯萌出率は約五二％と約六三％、四歯欠如率では約二五％と約四四％の著しい較差がある。

私はこの対比をみて、顕著な較差は両者の第三大臼歯の構造や組成に、なんらかの異なる様相を表しているのではないか、と考えた。この至当な疑問に、私の好奇心が扇風機のように回り始めた。ヒトのエナメル質の組織構造や元素組成の、人種的比較について検討した研究はみられない。

そこで、私と共同研究者は、日本人とタイ人の第三大臼歯のエナメル質の退化を比較するため、肉眼形態の観察、硬度測定、組織構造の観察、および元素分析を試みることとした。他の共同研究の立ち上げを兼ねて、バンコクにある私どもの姉妹校を訪れ、依頼しておいたタイ人の第三大臼歯の抜去歯二〇本ほどを贈られた。近年、歯とはいえ人体の臓器を海外へ持ち出すことは、至難である。同大学とは共同研究の合意書を取り交わしているが、念のため、研究用途である旨の証明書を携えた。ときに、来訪の折に持参願ったりして、中国人、韓国人の第三大臼歯も収集した。

実験には、抜去後ただちに一〇%中性ホルマリンで固定した日本人とタイ人の、二〇歳前後の成人男子の埋伏もしくは半埋伏していた下顎第三大臼歯おのおの十例を使用した。

硬度、組織構造をみる

まず、歯の表面形態を実体顕微鏡下で詳細に観察した。タイ人の第三大

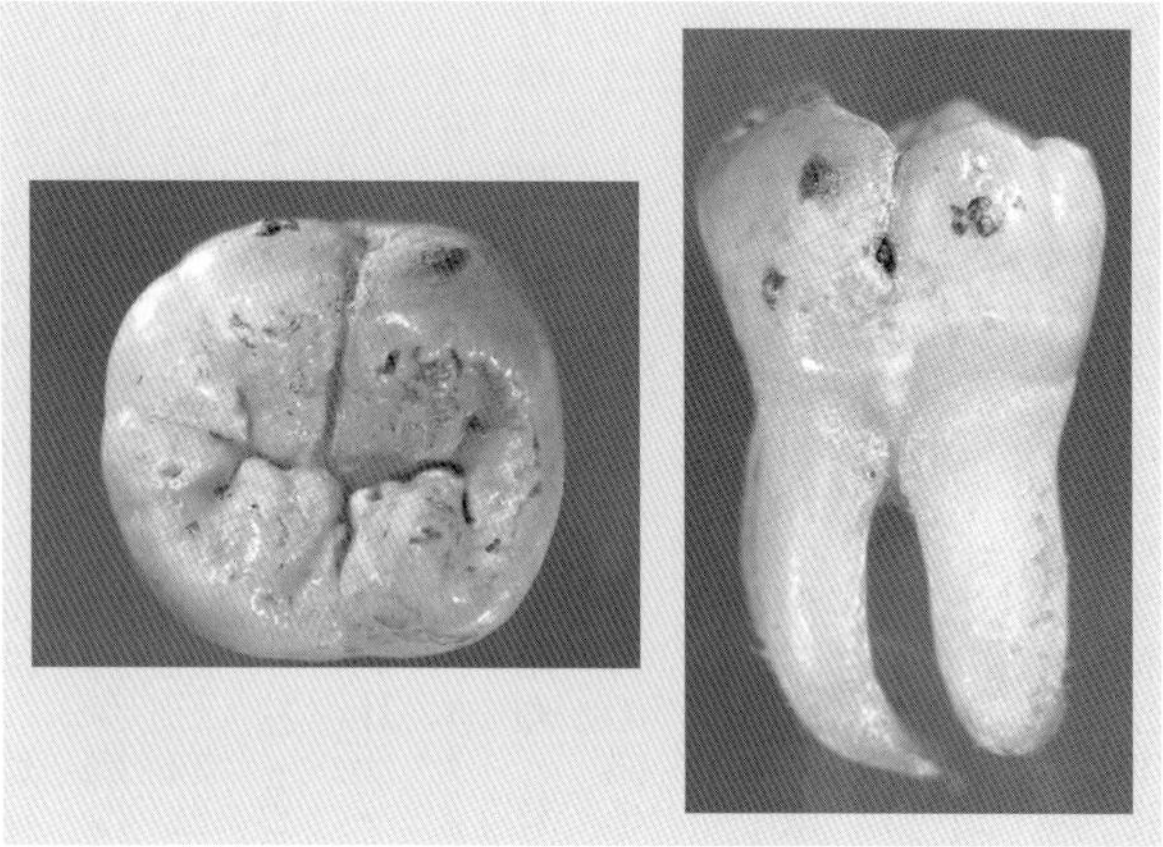

図 9　タイ人の下顎第三大臼歯の形態

臼歯のうち未咬耗で、最も原始的な形態を示す歯は、日本人のものより全体に大きく、歯根は長く頑丈である。咬合面は原始的な形態を保持しており、遠心咬頭（第五咬頭）と第六咬頭を有していた。ふつう下顎大臼歯は五咬頭が基本であるが、この標本では過剰咬頭として第六咬頭が現われている（図9）。

なお、ここでいう原始的とは、退化的に対し歯の元来の形態、つまりオリジナル・フォームを呈することを意味する。

次に、エナメル質の硬度は、ビッカース硬さ(1)により、エナメル質の咬頭部・中央部・歯頸部の表層と深層などの五点を測定した。タイ人の平均値はHv三八二・一、日本人はHv三六三・七で、硬さは五点とも、タイ人が日本人より有意に高かった（$p<0.05$）。とくに、歯頸部中層では最大のHv三二・八、咬頭部表層で最小のHv五・四の差がみられた。

タイ人のほうが硬いのは、エナメル小柱を構成するアパタイト結晶の走行が、整然と配列しているためと考えられる。一方、日本人の硬さが低いのは、エナメル質表層に多数の微小空隙が見られるので、石灰化度が低いためであろう（**図10**）。

次いで、エナメル質の組織構造は、硬度測定した同一歯の遠心舌側咬頭頂を通る頬舌側方向の研磨面、および近心頬側咬頭頂を通る研磨標本のエナメル質表面にほぼ平行な再研磨面を作製し、走査型電子顕微鏡・SEM(2)により、二〇〇倍と三〇〇〇倍で観察する。タイ人の最も原始的な形態の標本は、日本人の同様の標本と比較すると、次のとおりであった。

(1) **硬度測定** 同一歯の、遠心舌側咬頭頂を通る厚さ一㎜の頬・舌側方向の研磨標本を作製し、測定荷重を五〇〇gf、荷重時間を一五秒とし、測定部五点を微小硬度計MKV-E（明石製作所）で**ビッカース硬さ**を測定した。

(2) **電顕観察** 同一歯の遠心舌側咬頭頂を通る研磨面を、二・五%EDTAで十二時間腐蝕し、水

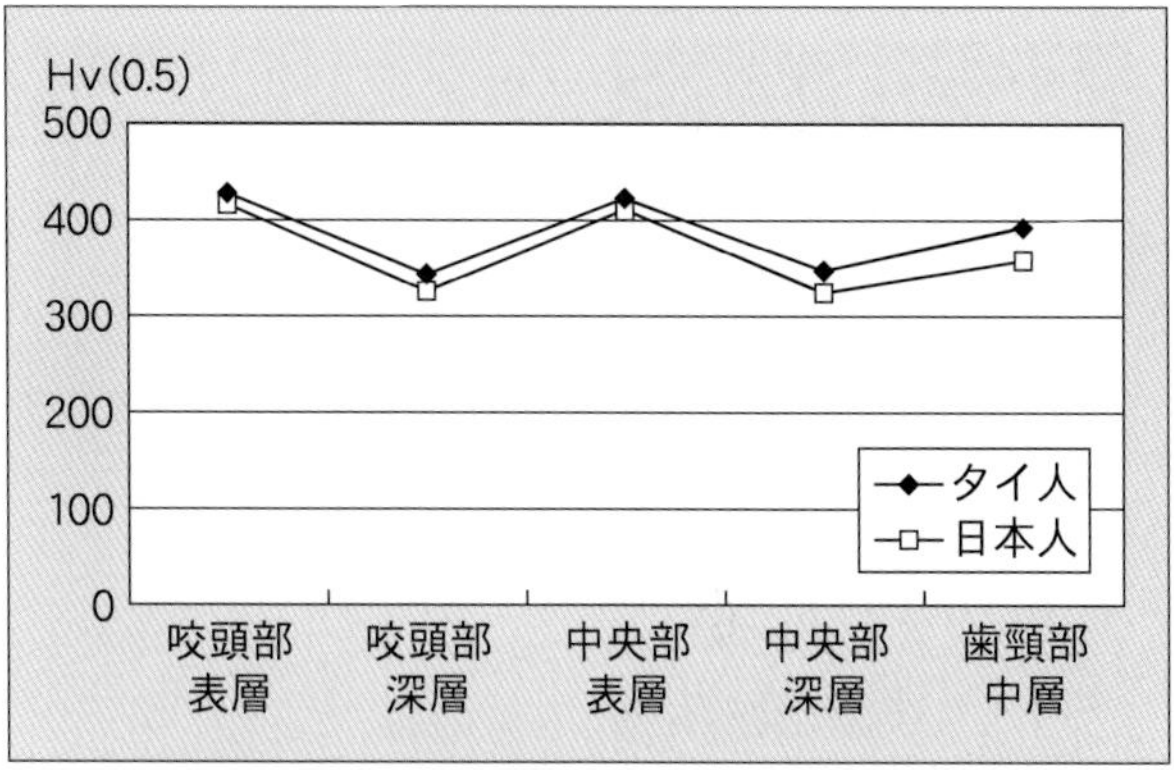

図10　エナメル質のビッカース硬さの比較

(一)　エナメル質中層のシュレーゲルの条紋の縦断帯と横断帯の違いが、明瞭である（図11）。

(二)　エナメル質中層のエナメル小柱のアパタイトの結晶の輪郭が、明瞭である（図12）。

(三)　エナメル質中層のエナメル小柱の断面形態が、明瞭である（図13）。

(四)　同じくエナメル小柱の断面形態の歪みが、弱い（図13）。

日本人の最も退化的な形態の標本は、右と反対に、(一)は不明瞭、(二)不明瞭、(三)不明瞭、(四)強い、

洗、アルコール脱水し、臨界点乾燥したのち白金蒸着を施し、S-八〇〇型走査型電子顕微鏡・SEM（日立）で観察した。

また同一歯の近心頬側咬頭頂を通る研磨標本を、エナメル質の表面にほぼ並行に再研磨し、〇・〇五NHClで三分間腐蝕し、水洗、アルコール脱水し、臨界点乾燥したのち白金蒸着を施し、SEMで観察した。

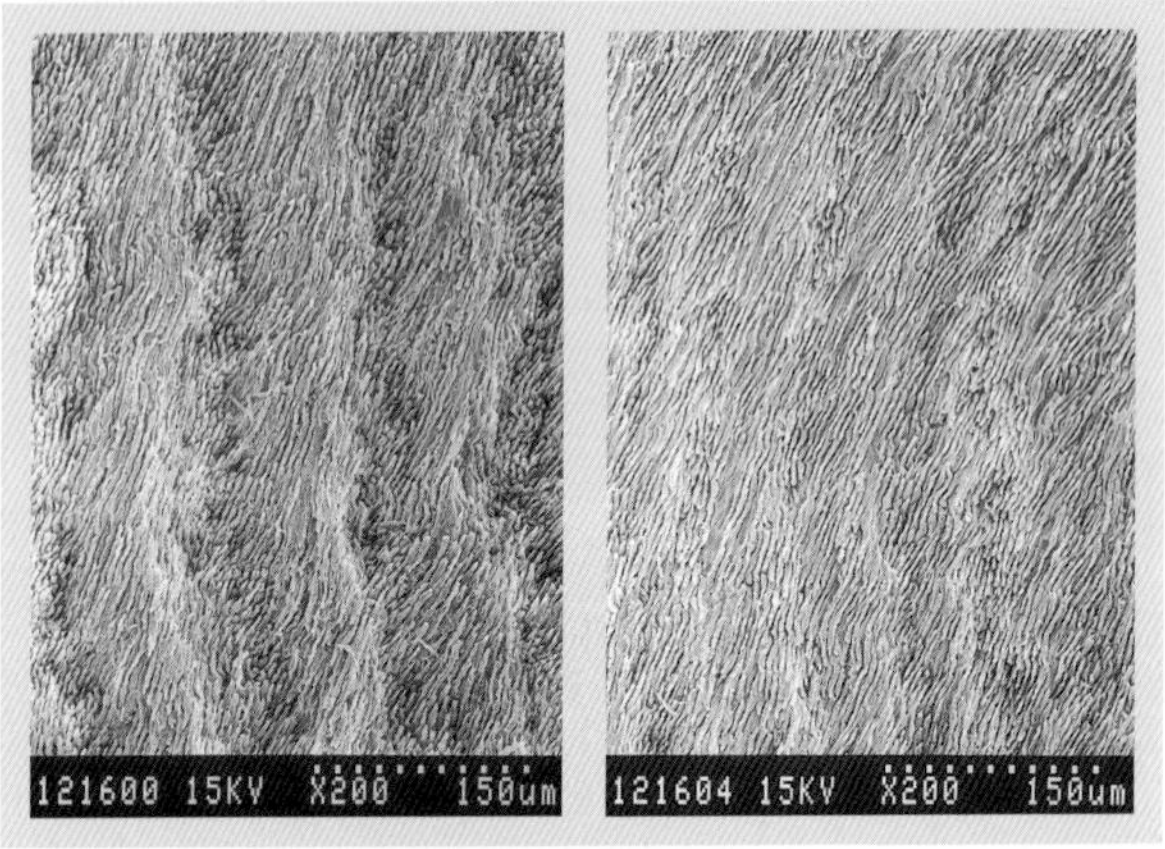

図 11　エナメル質中層の組織構造の比較。左・タイ人，右・日本人（撮影倍率 200 倍）

となる（図11〜13）。さらに、(五)エナメル質最表層に、エナメル質表面に平行な層板状構造がみられる、(六)エナメル質表層に多数の微小空隙が見られる、を付け加える。

以上のように、エナメル質の組織構造の錯乱度は、タイ人で少なく日本人で多かった。

それでは、乳歯はどうであろうか。

両国人の自然脱落した乳歯、二〇本余りの形態を比較

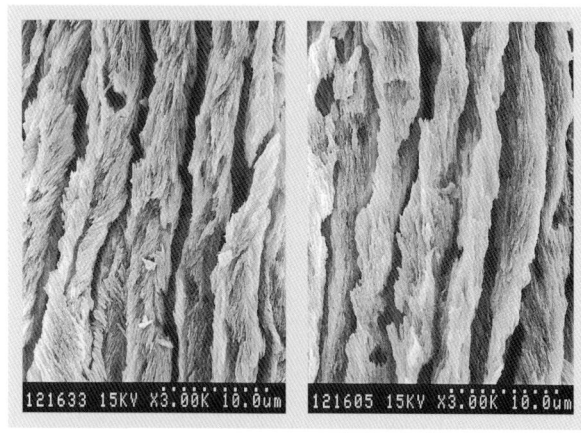

図 12　エナメル質中層の組織構造の比較。左・タイ人，右・日本人（同 3000 倍）

した。ともに自然脱落でも、タイ人は歯根の吸収量が少なく、歯根の残っているものが多い。日本人では歯根はほとんど吸収されて、歯冠部のみのものが多い。歯冠部はタイ人は象牙質まで咬耗しているが、日本人では象牙質の咬耗はわずかである。タイ人のエナメル質の透明度は高く、象牙質の黄色味が透けてみえるものが少なくないが、日本人では不透明なものが多い（図14）。

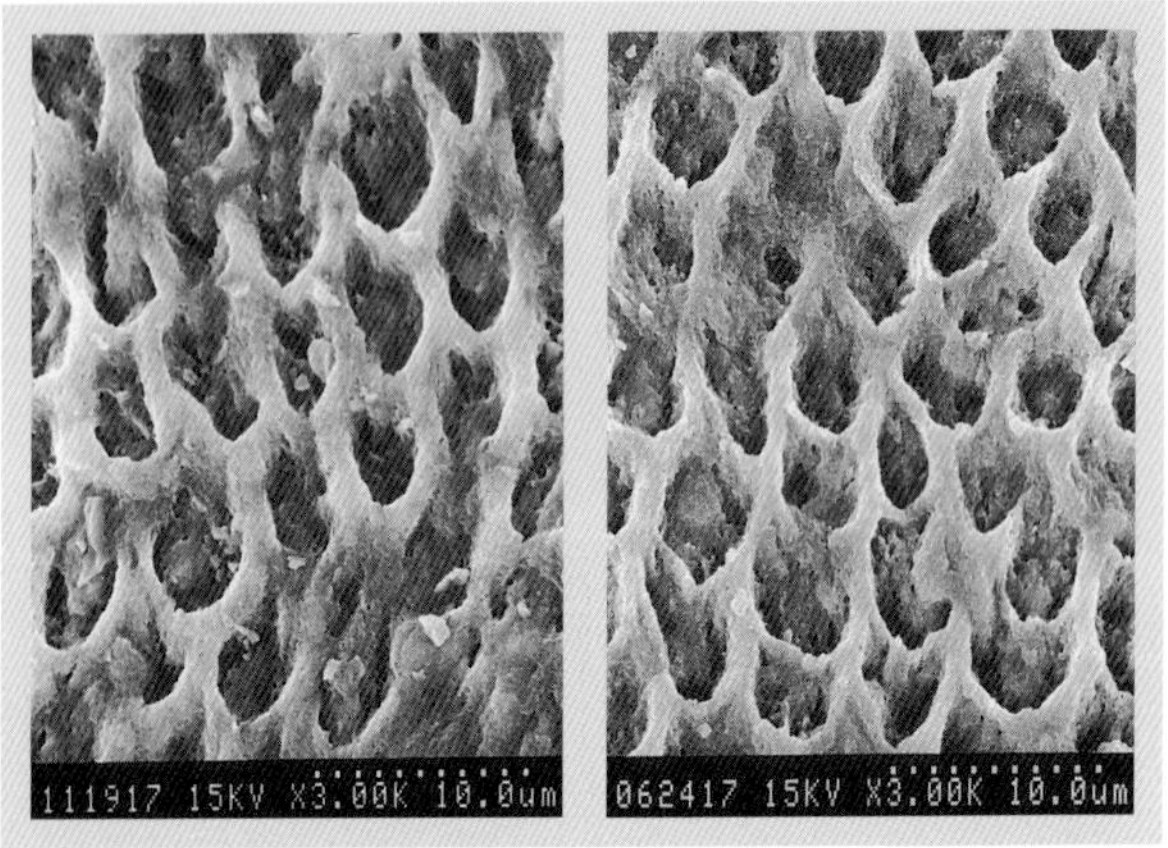

図 13　エナメル質中層の組織構造の比較。左・タイ人，右・日本人（同 3000 倍）

SEMによる下顎第一乳臼歯のエナメル質の組織構造を比較すると、次のとおりであった。

(一) エナメル質中層のエナメル小柱は、日本人では針状のアパタイト結晶の輪郭が不明瞭で、有機質の多い、いわゆる乳歯的な形態をしている。それに比しタイ人では、針状の輪郭が明瞭で有機質の少ない、いわゆる永久歯的な形態をしている（図15）。

(二) エナメル質表層は、日

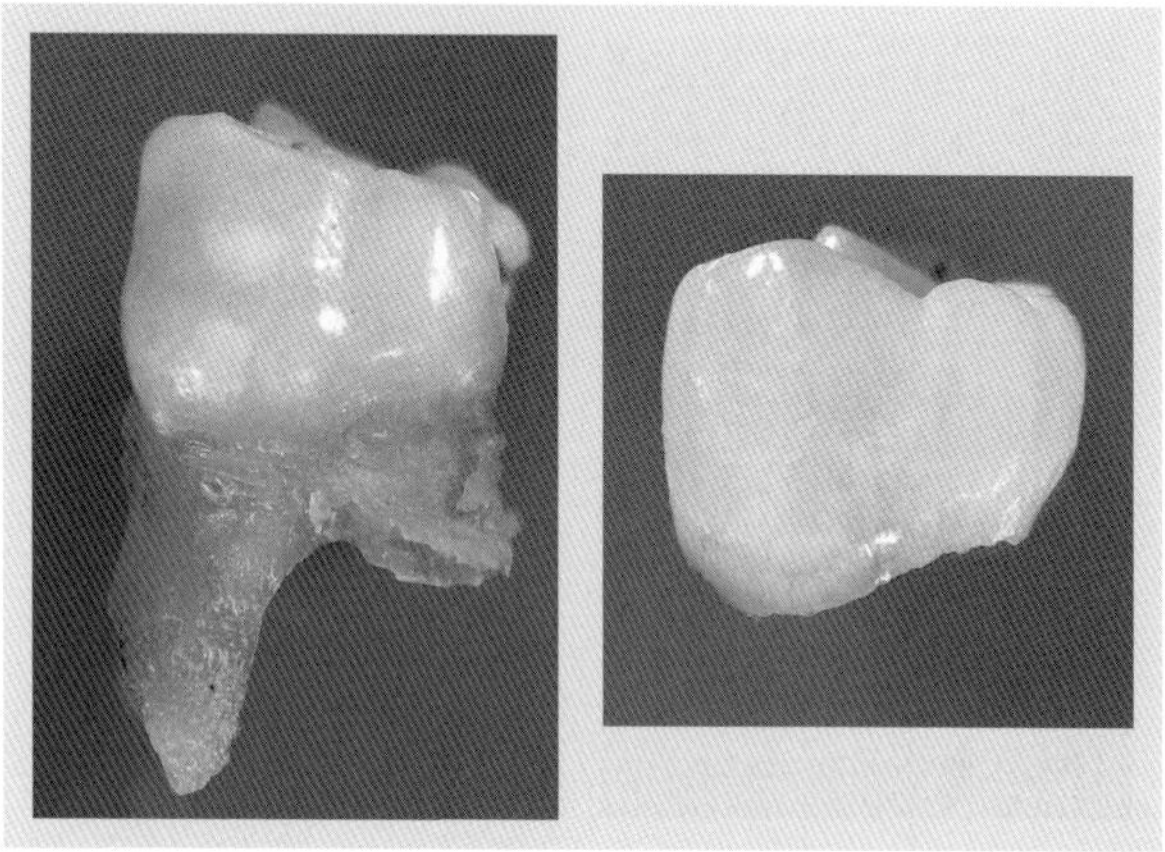

図 14　自然脱落した下顎第一乳臼歯の比較。左・タイ人，右・日本人

本人は小柱構造の不明瞭な部分が多く、小柱の断面の幅径が大きく、多少不均一になっている。ふつう歯冠形態が単純化した円錐歯では、表層のエナメル小柱の幅径が大きく、断面形態の歪みが強い、という同様の退化的な傾向がみられる。それに比しタイ人では、小柱構造が明瞭で、小柱の断面の幅径が均一的である（図16）。

このように、日本人とタイ人の乳歯・永久歯は、ともに

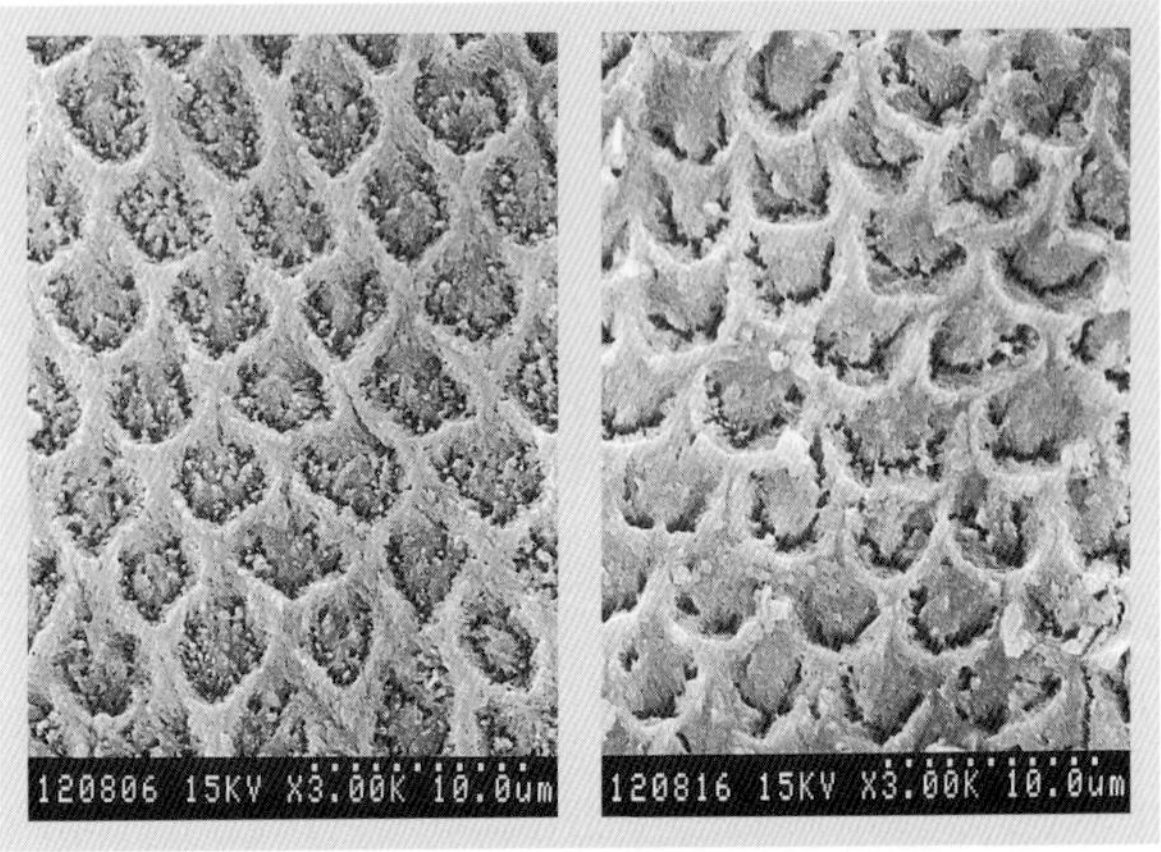

図 15　乳臼歯のエナメル質中層の組織構造の比較。左・タイ人，右・日本人（同 3000 倍）

おのおの同じ傾向にあり、両国人はすでに乳歯の段階から、エナメル質の構造に差異のあることがわかった。

エナメル質の元素を分析

さらに、エナメル質の元素分析については、SEM観察した同一歯の遠心頬側咬頭頂を通る研磨標本の、酸腐蝕を施さないエナメル質表面にほぼ平行な再研磨面の、最深層から最表層までの全層のカル

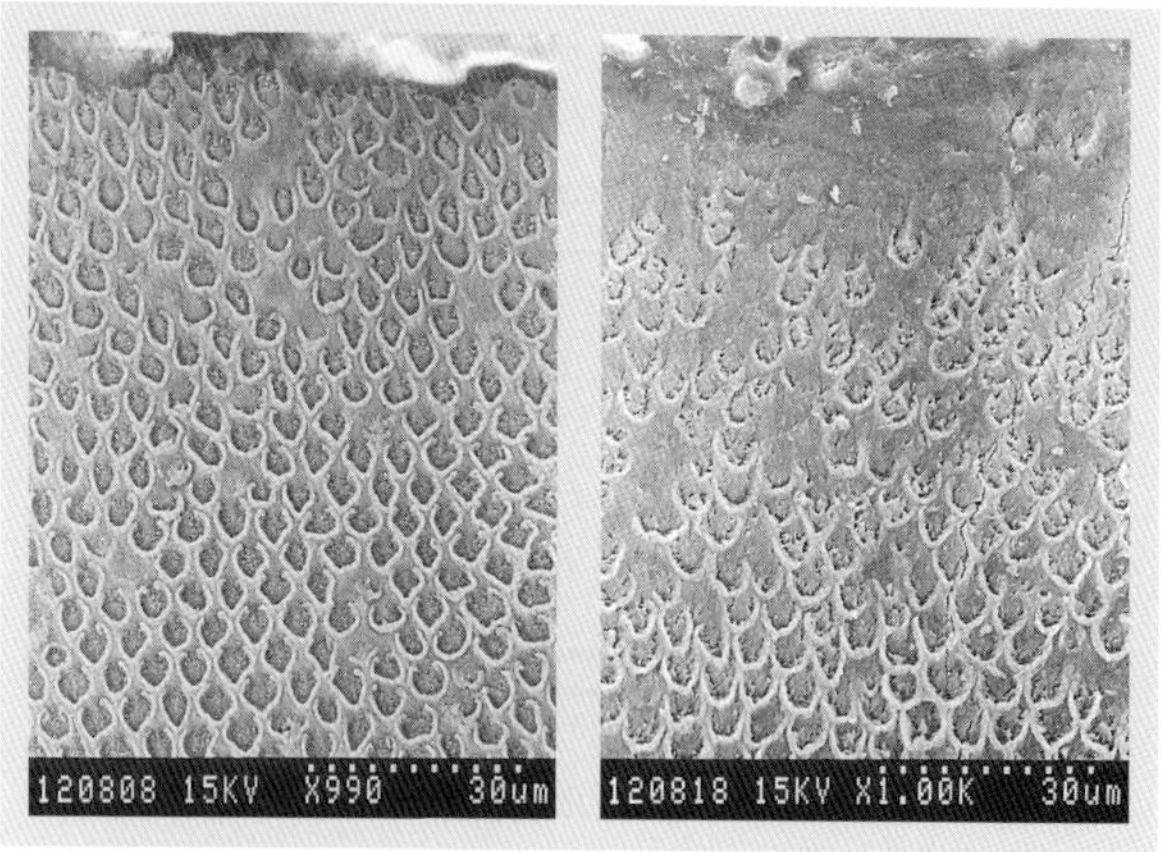

図 16　乳臼歯のエナメル質表層の組織構造の比較。左・タイ人，右・日本人（同 200 倍）

シウムCa、リンP、酸素O、炭素C、ナトリウムNa、マグネシウムMg、フッ素Fの含有率（重量比率）を、EPMA(3)を用いて定量分析した。日本人、タイ人、同時に分析した中国人、韓国人のエナメル質の深層・中層・表層の元素の含有率を比較すると、次のとおりであった（図17）。

（一）四か国人は、Caは有意に中層で最も多く深層で最も少ない。石灰化度は中層で高く深層で低い、というエナメ

（3）**元素分析**　SEM観察した同一歯の遠心頬側咬頭頂を通る頬舌側方向の研磨標本の、エナメル質表面にほぼ並行に再研磨面を作製し、酸腐蝕を施さないで、その最深層から最表層までの全層の元素の含有率（重量比率wt%）を、JXA-八九〇〇型電子プローブマイクロアナライザ・EPMA（日立）で定量分析した。

　分析した元素は、Ca・P・O・C・Na・Mg・Fの七種類である。

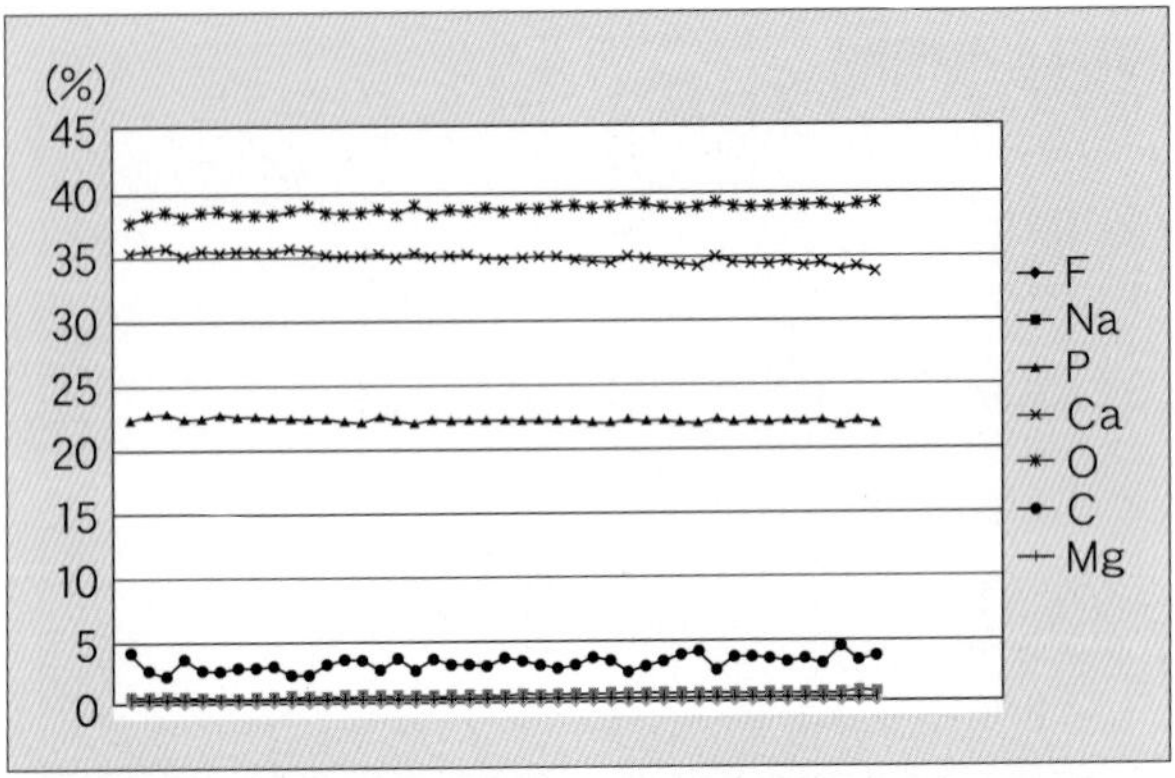

図 17　日本人のエナメル質全層の元素の含有率

ル質石灰化度の定説に一致した分布を示している。

Naは、有意に中層・深層で多く表層できわめて少ない。このNaの表層における顕著な減少は、石灰化度の低下に関連している可能性があると考えられる。Mgは、有意に深層で最も多く表層で最も少ない。このMgの含有率は、結晶組成の相違を反映していると考えられる（いずれも$p < 0.05$）。

実験に使用した歯は機能歯ではなく埋伏歯なので、表層におけるNaとMgは有意に少ない、という新しい知見が得られた。

(二) 元素組成が安定している中層においては、四か国人のうちタイ人は、Caが平均三五・一wt%で最も多く、Oが同三八・五wt%で最も少なく、日本人ではP・Naが同一二・二wt%と同〇・六三wt%で最も少ない。これは組織構造の錯乱度の少ないエナメル質では、Ca・P・Naが多いことを意味する。したがって、元素組成のバランス上、Ca・P・Naが多いと、組織構造の錯乱度が少なくなり、至適な元素組成に近づくと考えられる。つまり、強固な歯質がつくられる。

結論として、エナメル質の組織構造の錯乱度と、元素組成の割合には、このような関連性があることが認められた。

エナメル質形成遺伝子は

さて、研究には流行《はや》り廃《すた》りがある。今や、遺伝子研究に非ずんば人に非らず、という威勢である。地に着いた研究をしていれば、恐れることはないともいう。けれども、猫も杓子《しゃくし》もDNAに走るなか（私も研究者として多少の見栄があるので）、この際、流行を追うことにした。それはF1レースを自転車で追うに似ているが、研究はまず実行、というのが私の信条である。

というのは半ば冗談で、実際のところは、エナメル質の組織構造や元素組成の差異は、遺伝的なものなのか、環境的なものなのか、を知りたかったのである。その要因が先天性であれば、遺伝子と退化や形成とはどのような関係にあるかがわかるのではないか、と私はたいへん欲張っていた。

私が着目したのは、エナメル質形成遺伝子のアメロジェニンである。エナメル質基質を構成するタンパク質は、エナメル・タンパクとよばれるが、その九〇％を占める主要タンパク成分がアメロジェニンである。エナメル質の石灰化に直接関与する重要な物質であることから、すでにヒトおよび数種類の動物において、その性質が明らかにされている。しかし、これまでアメロジェニン遺伝子の人種差（民族差）に関する知見は、認められない。

私と共同研究者は、アジア系の日本人の三個体、中国人、中国系フィリピン人、中国系タイ人の各一個体の血液を採取した。ここでいう中国系とは、曽祖父の代に中国から移民し混血したフィリピン人、タイ人をいう。この四か国六個体の血液からゲノムＤＮＡを抽出し、アメロジェニン遺伝子の主要部位である第六エクソンと、その上流部位である第五イントロンを対象として遺伝子を解読し比較する。

なお、この遺伝子はヒトでは性染色体上にあり、男性はＸ染色体とＹ染色体上に別々の遺伝子を有しているので、今回は男女共通の遺伝子であるＸ染色体上のものを対象とした。

血液より抽出したゲノムＤＮＡをテンプレートとして、ＰＣＲ法[4]により増幅を行った。一回目の増幅は、Ｘ染色体アメロジェニン遺伝子に特異的なプライマーの組み合わせで行い、次いでこれをテンプレートにして、第

（4）遺伝子解読
ＰＣＲ法は特定のＤＮＡ領域を増幅する方法で、ポリメラーゼ連鎖反応法とい

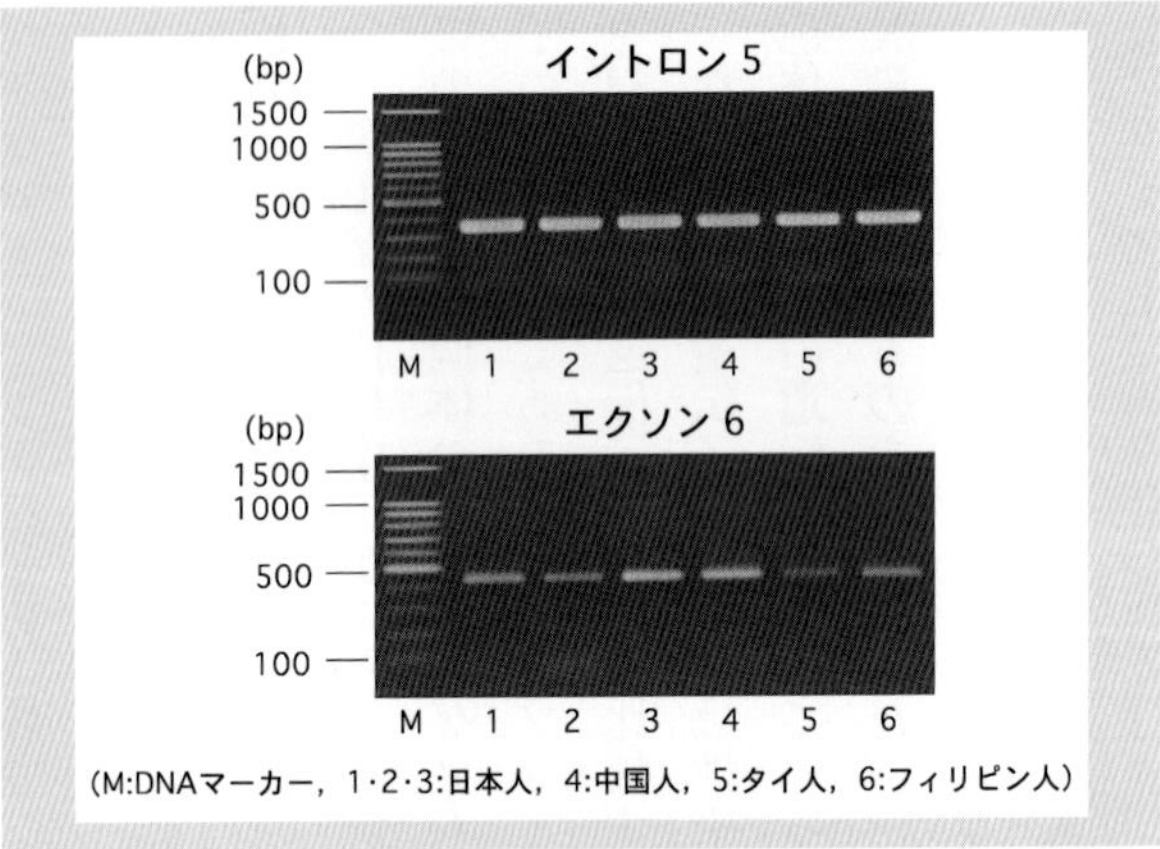

図 18　第 5 イントロン（上），第 6 エクソン（下）の塩基配列

六エクソンと第五イントロンをそれぞれ増幅した。この増幅産物を、ダイレクトシークエンス法により解読した。

トライアルのつもりが、はや動かしようのない結果が出た。塩基配列は、第六エクソンの四二六塩基および第五イントロンの二七〇塩基ともに、すべての個体に共通であった。アメロジェニン・タンパクの七五%をコードするアメロジェニン遺伝子の主要部位である第六エクソン、さらには上流部位の第五イ

う。

解析を目的とする遺伝子の標的部位の両端部の塩基配列に、相補的な二〇塩基前後のオリゴヌクレオチドを合成する。これをプライマーとよぶ。これに耐熱性ポリメラーゼと鋳型DNAを加えて、サーマルサイクラーにかけると、プライマーに挟まれた標的部位が、2^xの効率で増幅される。これが、現在最も頻用されている**PCR法**である。

増幅後、精製してシークエンサーにか

ントロンもまったく共通であることから、アメロジェニン遺伝子には人種差（民族差）は認められないといえる（図18）。

したがって、エナメル質の組織構造と元素組成にみられる現象が、アメロジェニン遺伝子に起因する可能性はきわめて低いことが判明した。この遺伝子の情報だけでは多くは語れないが、少なくともエナメル質形成の最も主要な遺伝子のレベルでは共通、ということであるから、エナメル質の諸現象は後天性のもの、つまり環境的な要因によるという可能性が一段と強まった。

けて塩基配列を解読し、遺伝子変異の有無を検索する。

4 最初に生える永久歯の謎

第一位萌出永久歯は？

わが国では、下顎第一大臼歯は六歳臼歯と称し、六歳ごろに最初に萌出して永久歯列の基軸となるKey teethとして位置づけられている。

岡本清纓（愛知学院大学教授）は一九三四年に、日本人では男女とも下顎第一大臼歯が、永久歯として最初に萌出することを報告した。次いで、高桑（一九五六年）、岩澤（一九五九年）、北村（一九六七年）も、同じく下顎第一大臼歯が最初の萌出永久歯であると記した。

ところが、日本小児歯科学会では一九八八年、小児の乳歯・永久歯の萌出時期に関する全国的な調査を実施し、その報告書のなかで、〝最初に萌出する永久歯は男女とも下顎中切歯である〟と報告した。それに先だって、渡部らは一九八二年、一九七〇年代に出生した小児の下顎中切歯が、最初に萌出する永久歯になりつつあることを報告していた。

同学会の調査は一九八四年に行われているから、一九三〇年に実施された岡本調査から五四年、また岩澤調査からは二五年にして、日本人の両歯の萌出順位が逆転したことが明らかになった（図19）。

岡本と学会の調査時の萌出の平均年齢を比べると、その差は下顎第一大臼歯では男子〇・〇四か月・女子〇・〇八か月学会が遅くなり、反対に下顎中切歯では男子〇・五〇か月・女子〇・四八か月学会が早くなった。また岡本の下顎第一大臼歯と下顎中切歯の差は、男子〇・三七か月・女子〇・

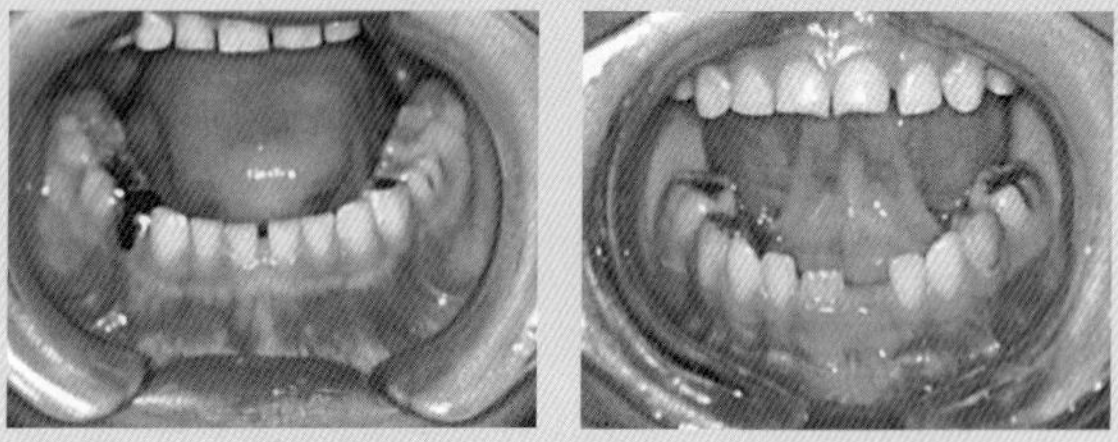

図19　日本人の $\overline{6}$ 先行萌出（左），$\overline{1}$ 先行萌出（右）

四七か月下顎中切歯のほうが遅かったが、学会の両歯の差は、反対に男子〇・一七か月・女子〇・〇九か月下顎中切歯のほうが早くなった（図20）。

このデータから、下顎第一大臼歯の萌出が遅くなったことより、下顎中切歯の萌出が男女とも五か月ほど早くなったことによって、下顎中切歯が男子で約一か月半・女子で約一か月先行し、両歯の萌出順位が逆転したことがわかる。同データでは、永久歯の萌出時期は男女とも、上・下顎第二大臼歯を除いて全歯種がわずかながら早まっており、とりわけ下顎中切歯の先行が著し

研究者	性	$\overline{6}$	$\overline{1}$	$\overline{6}$と$\overline{1}$の差	先行歯
岡本 (1934)	♂	右6.37±1.16	右6.74±1.20	0.37 $\overline{1}$遅い	$\overline{6}$
		左6.39±1.21	左6.76±1.19	0.37 $\overline{1}$遅い	
	♀	右6.02±1.09	右6.57±1.18	0.58 $\overline{1}$遅い	
		左6.15±1.05	左6.54±1.78	0.39 $\overline{1}$遅い	
学会 (1988)	♂	6.42(0.66)	6.25(0.58)	0.17 $\overline{1}$早い	$\overline{1}$
	♀	6.17(0.58)	6.08(0.50)	0.09 $\overline{1}$早い	
岡本と学会差	♂	0.04 学会遅い	0.50 学会早い	計0.54 開き	
	♀	0.09 学会遅い	0.48 学会早い	計0.57 開き	

（±は標準誤差，（　）は標準偏差）

図 20　日本人小児の萌出年齢の年代比較

い。

　加えて、市来（一九八九年）、ノナカら（一九九〇年）、山本ら（一九九一年）、今村ら（一九九六年）、山田（一九九六年）、斉藤ら（一九九六年）、竹田ら（一九九七年）、飯田ら（一九九九年）は、経年的・年代的調査などより、一九七〇年代前半以降、下顎中切歯の萌出が下顎第一大臼歯より先行する小児の割合が、過半数を超えたことを確認した。

　この両歯の逆転現象は、日本人にとどまらない。E・M・B・クレメンツらはすでに一九五三年、イギリスでは下顎中切歯が下顎第一大臼歯より先行萌出する小児が、男女とも約五四％になったことを報告した。またK・ハーヴィコーは一九七〇年、フィンランドでは一九六〇年代に、下顎中切歯が下顎第一大臼歯より先行して萌出するようになったと報告した。さらにJ・A・ヴァルシクは一九七五年、旧チェコスロバキアでは、一九五三年から一九七三年の二〇年間に、同じく下顎第一大臼歯と下顎中切歯の萌出順位が逆転したことを報告した。

このように第一位萌出永久歯の変化は、欧州にも散見される。

第一位の萌出順位が逆転

われわれは下顎第一大臼歯を永久歯の Key teeth とする定説から、人類すべて等しく下顎第一大臼歯が第一位萌出永久歯とする先入観に陥りやすい。しかし、十八世紀の歯科医学のパイオニアであるドイツのF・パッフは一七五六年、二本の下顎前歯が最初に萌出する、と記載した。つまり、ドイツ人の第一位萌出永久歯は、下顎中切歯であった。ところが、それから一世紀半余り経った一九二〇年代までに、ドイツ人の第一位萌出永久歯は、下顎中切歯から下顎第一大臼歯に変化していた。

ここで明らかなことは、人類の第一位萌出永久歯は下顎第一大臼歯と下顎中切歯の二タイプがあること。しかも、その両型とも一部に萌出順位が逆転する、という生体変化を生じていることである。

いうまでもなく、発生学的には下顎第一大臼歯は乳歯列に属し、第一生歯[1]として最初に萌出する加生歯[1]である。また下顎中切歯は永久歯列に属し、第二生歯[1]として最初に萌出する代生歯[1]である。前者は歯列中最大の歯で、下顎大臼歯部の最前方に位置し、後者は歯列中最小の歯で、下顎正中部に位置する。

このように、解剖学的形態や解剖学的環境が大きく相違するにもかかわらず、生体の成長・発育の秩序に変化を生じ、その一部に異常な発達加速

(1) **第一生歯**　最初に生える歯のことで、乳歯と永久歯のうちの大臼歯をいう。大臼歯は乳歯よりも遅く生える第一生歯なので、**加生歯**とよばれる。**第二生歯**　乳歯と

現象もしくは発達減速現象が起こったのである。

R・T・ローらは一九五三年、混合歯列における歯列弓の長さを維持するために、第一大臼歯→中切歯という萌出順序が望ましいとした。同じく岩澤も一九五九年、永久歯の望ましい萌出順序として第一大臼歯→中切歯をあげた。それに従えば、ドイツ人は望ましい順序に好転し、日本人は望ましくない順序に悪化したことになる。最初に萌出する永久歯という枕詞を失った六歳臼歯と、反対にプライオリティを得た六歳臼歯の意義は、どう解釈すればよいのか。

歯の萌出時期や萌出順序は、人種差(民族差)、性差、個体差があり、社会環境などさまざまな要因が影響を与える。もともと、生体は可変性（変わりうること）の創造物という観点に立てば、歯の萌出の遅速や萌出順序の変化は些事に属することだろう。けれども、人類学的・歯科医学的には、第一位萌出永久歯は重要なテーマである。とりわけ、その萌出の逆転現象は、生体の〝異変〟として捉えなければならない。

交代して生える歯のことで、永久歯の切歯、犬歯、小臼歯をいう。これらは乳歯に代わって生えるので、**代生歯**とよばれる。

萌出時期による分類では、乳歯に対し、代生歯と加生歯をあわせて永久歯という。また発生学的分類では、乳歯と加生歯を第一生歯、代生歯を第二生歯という。

なぜ、人種によって萌出順位が異なるのか。下顎第一大臼歯と下顎中切歯は、どのような割合なのか。なぜ、一部に逆転現象が起こるのか。両歯はどのように逆転するのか。それらの人種や歯種にみる生体のメカニズムは、興趣が尽きない。私の探究心は、第一位萌出永久歯の謎に向けて走りだしていた。

世界五〇か国の国際比較

まず、現代人の下顎第一大臼歯と下顎中切歯の萌出の分布状況を国際的に調査し、その国際比較を通して、人類にどのような生体変化が生じているかを分析し、両歯のグローバルな萌出現象を究《きわ》めようと考えた。

そこで、ＦＤＩ（国際歯科連盟）の加盟国を含む世界の主要百か国（地域を含む）に質問状を照会した。アメリカ、中国については、複数か所とした。一九九九年十月から二〇〇一年七月までに、五〇か国の大学歯学部や歯科医師会の責任ある立場の専門家より回答を得た。

返信は得たが、回答の得られなかった国が三か国あった。回答のなかった国では、未調査のためか、根拠となるデータが未詳あるいは不詳とみられる。数度にわたって数か所に照会したが、残念ながら、回答を得られなかった主要国が数か国あった。

アンケートの質問事項は、次の四点である。

㈠　貴国の小児は、平均して下顎第一大臼歯と下顎中切歯のどちらが早く萌出するか。

㈡　下顎第一大臼歯と下顎中切歯の平均的な萌出時期（萌出年齢）は、いつごろか。

㈢　下顎第一大臼歯と下顎中切歯の萌出順位に、変化はあったか否か。

㈣　変化があった場合、いつごろ変わったか。とくに、最近二〇年のうちに変化したか否か。

質問はシンプルだが回答はむずかしい、という評が寄せられた。公的な調査データを有していない国は、回答を躊躇《ちゅうちょ》したようだ。なかには、〝萌出順位の変化〟という質問の意味が理解できず、腹立たしげに?をつけてくる回答もあった。確かに、逆転現象のない国では、第一位萌出歯は不変というのが真理であろう。グローバルな視点に立たなければ、結局は、井のなかの蛙《かわず》になってしまうという一例である。

なお、国によっては、歯の萌出異常や萌出順序に、関心をもたない歯科医師（小児歯科医を含めて）が少なくなかった。国民性の違いとはいえ、同じ歯科医師でありながら、その気質や志向の隔たりに驚かされた。

第一位萌出永久歯は二タイプ

さて、アンケートの結果は、照会のとおり国別にまとめた（一部、文献を含む）。人種が限りなく混交する現生人類を、国別に分類しても意味がないという意見もあろう。しかし、それ以外に適当な分類方法は見当たらない。なお、人口数は、UN（国際連合）の一九九八年現在の発表に拠った。

（一）下顎第一大臼歯が先行萌出する小児がマジョリティ（過半数）であった国は、アイスランド、ベルギー、マルタ、クロアチア、アメリカ、ブラジル、コロンビア、中国、スリランカ、トルコ、ケニア、タンザニアの十五か国（総人口三〇億四、四八四万人）で、下顎第一大臼歯の先行萌出する小児が一〇〇％と仮定して、回答国の全人口四一億六、七〇八万人の七三・〇％であった。

（二）下顎中切歯が先行萌出する小児がマジョリティであった国は、ノルウェー、スウェーデン、デンマーク、アイルランド、オーストリア、ボスニア・ヘルツェゴビナ、カナダ、メキシコ、オーストラリア、ニュージーランド、マレーシア、シンガポール、イスラエル、トリニダードトバゴ、南アフリカ共和国、ジンバブエの十六か国（総人口二億六、五六五万人）で、下顎中切歯の先行萌出する小児が一〇〇％と仮定して、回答国の全人口の六・四％であった。

（三）近年、萌出順位が下顎第一大臼歯型から下顎中切歯型に逆転した国（下顎中切歯化型）は、フィンランド、スイス、イギリス、ロシア、旧チェコスロヴァキア、日本、台湾、エジプト、セネガルの九か国（総人口四億二、三四七万人）で、同じく回答国の全人口の一〇・二％であった。

（四）近年、萌出順位が下顎中切歯型から下顎第一大臼歯型に逆転した国（下顎第一大臼歯化型）は、ドイツ、フランス、ポーランド、ブルガリア、オランダ、ギリシャ、スペイン、韓国の八か国（総人口二億九、九八八万人）で、同じく回答国の全人口の七・二％であった。

（五）下顎大臼歯型から下顎中切歯型へ、また下顎中切歯型から下顎第一大臼歯型へ逆転しつつある国は、タイ、フィリピンの二か国（総人口一億三、三二四万人）で、同じく回答国の全人口の三・二％であった。タイは下顎中切歯化型（人口六、〇三〇万人、一・四％）、フィリピンは反対に下顎第一大臼歯化型（人口七、二九四万人、一・八％）で、逆転はいずれも男子が先行していた。

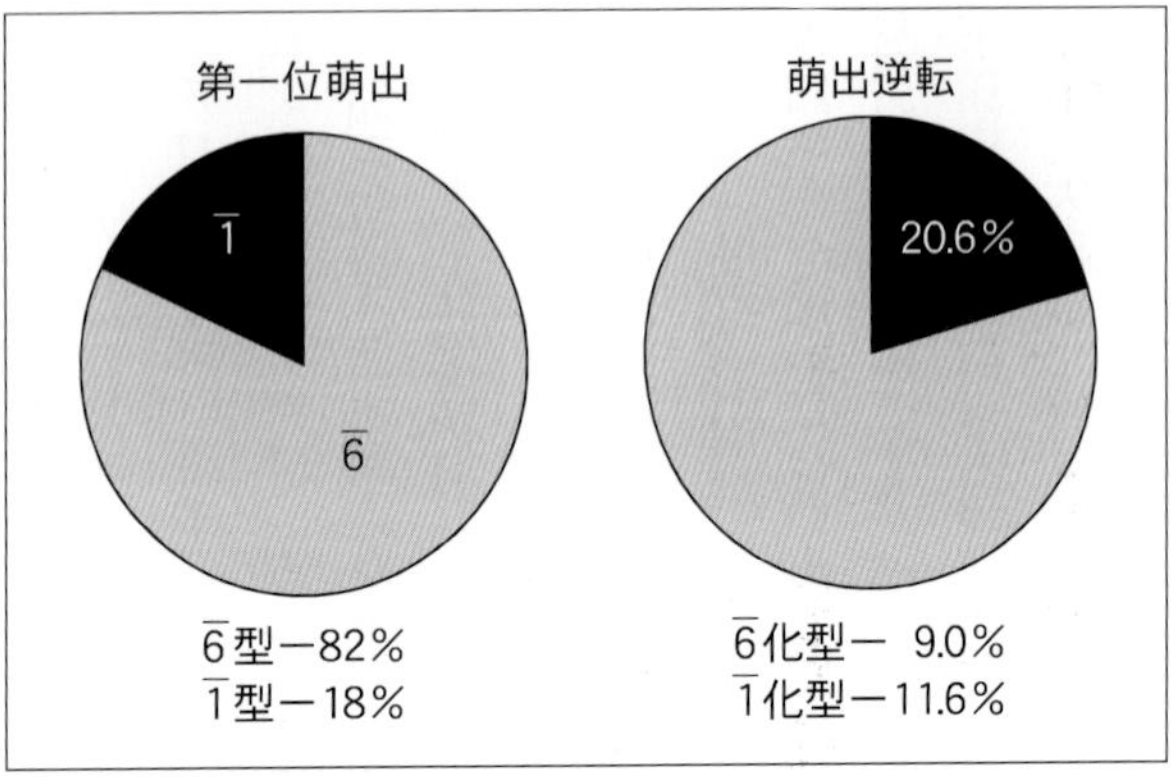

図 21　$\overline{6}$ 型，$\overline{1}$ 型，$\overline{6}$ 化型，$\overline{1}$ 化型の国際比較

このように、下顎第一大臼歯型と逆転中を含めた下顎第一大臼歯化型を合わせると八二・〇％を占め、また下顎中切歯型と逆転中を含めた下顎中切歯化型を合わせると一八・〇％になる。人類の第一位萌出永久歯は二タイプがあり、グローバルにみれば、下顎第一大臼歯型がマジョリティであり、下顎中切歯型がマイノリティである（図21）。

二割が順位を逆転した

一方、逆転と逆転中の（三）・

(四)・(五) を合わせると、二〇・六％になる。第一位萌出永久歯としての下顎第一大臼歯と下顎中切歯はともに、その一部に萌出順位が男女とも最近五〇年以内に逆転する、という生体変化を生じた。両歯は解剖学的形態や解剖学的環境が大きく相違するにもかかわらず、このように一部に成長・発育の秩序に変化を生じ、特有の発達加速現象ないし発達減速現象により、第一位萌出永久歯の逆転を招いた。

逆転の時期は、下顎中切歯化型では、早い国で一九四〇年代、遅い国で一九九〇年代で、一九六〇年代と一九八〇年代が多数であった。また下顎第一大臼歯化型では、おおむね一九七〇〜一九八〇年代であった。

私は、なぜ逆転したのか、と自問を繰り返していた。研究の醍醐味は、未知への挑戦にある。言い換えれば、謎解きの面白さである。両歯の萌出順位が逆転した要因については、いくつかの報告がある。いずれも対象は日本人小児にとどまり、グローバルに検討したものはみられない。

調査した五〇か国は、国際行政地域により、北欧、中欧、南欧、東欧、北米、南米、オセアニア、北東アジア、東南アジア、南アジア、中近東、アフリカの十二区分に分類した。そのうえで、第一位萌出永久歯の二タイプの分布状況、逆転した国の分布傾向を分析し、潜んでいる共通性や系統性を探り、一定のパターンを探し出そうとした。しかしながら、コーカソイドやモンゴロイドなどの人種的(民族的)、熱帯圏や寒帯圏などの地域的、先進国や発展途上国などの環境的な差異はみられず、その分布には、なんらかの類型や法則性を見出すことはできなかった(図22)。

ともあれ、一集団の同世代の小児の生体が、成長・発育の一時期に、大挙して一方向に向けて突出した変動を示す——まことに不可思議なことである。これは、二〇世紀後半に限られた現象なのか、それとも、古来より連綿と繰り返されてきた現象なのか。われわれは今後も、その推移を見守る必要がある。

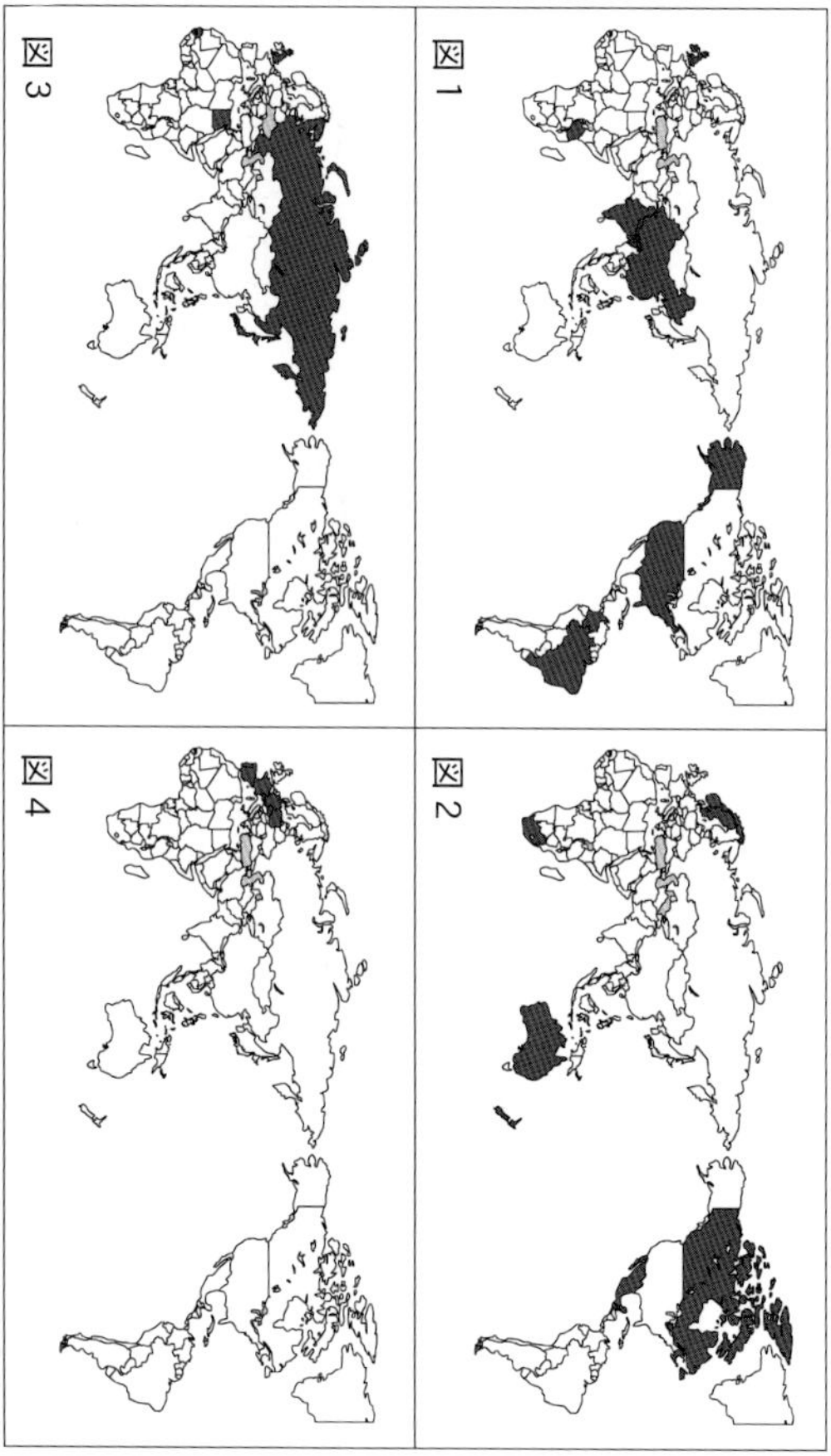

（図1：$\overline{6}$型，図2：$\overline{1}$型，図3：$\overline{1}$化型，図4：$\overline{6}$化型）

図22　50か国の第一位萌出永久歯の分布状況

なぜ、逆転したのか？

実は、私が第一位萌出永久歯に執着したのは、なぜ順位が逆転したのか、を知りたかったからである。大方にとっては些事であろうが、私には魅力あるテーマであった。逆転の謎が解ければ、小児の生体の動態に関し、われわれに未知であった知識を得られるのではないか、と期待した。五〇か国の調査からは、その解答は出ていない。

一九八〇年代後半に幾人かの研究者が、下顎中切歯への逆転の成因として、偏食による野菜不足、人工栄養による哺育、下顎骨の退縮などをあげた。しかし、グローバルにみれば、下顎第一大臼歯へ逆転した国もあるのだから、それらの諸説は論拠を失ってしまう。最近では、第二生歯の早熟発育という説もあるが、それならばすべての第二生歯が早熟になるはずである。論点は、なぜ下顎中切歯のみが突出して先行萌出したのか、なのだ。

現在、私は共同研究者とともに、逆転現象の要因を突きとめようと、手さぐりで臨床的な検索を続行している。

蛇足ながら、研究の厳しさは結果責任にある。いかに努力しようと、論文になる成果がでなければ評価されない。研究者であれば、少なからず〝無駄骨〟という無念を味わっている。言い古された警句だが、「Publish or perish! 出すか去るか」である。結局、研究に求められるのはプロセスではなく、あくまでペーパーなのである。だから、研究者は失敗に負《め》げずにやるほかない。

5 なぜ生える方角がわかるのか

歯の萌出のメカニズム

話は前後するのだが、私は一九九八年秋、前章の第一位萌出永久歯に関するテーマに着手した。同じ年の春から、私は別のテーマ、永久歯の萌出機序に関する解剖学的な研究を進めていた。

というのは、私はかねて、なぜ歯は生える方角がわかるのだろうか、という荒唐《こうとう》無稽《むけい》な疑問を抱いていた。母親の子宮のなかに浮く胎児は、頭が重くなると子宮口に向く。たまたま逆児になると難産する。

歯の萌出は、出産とは異なるようだ。歯の原基である歯胚は、骨組織に囲まれた歯小窩内に発生する。ここでは歯胚には、東西南北の方角はわからない。しかも、上顎の歯小窩内の歯胚も、下顎の歯小窩内の歯胚も、上下の方角はわからない。いわば、宇宙に浮いているようなものである。それなのに、上・下顎三二本もの永久歯が、どうしておのおのの定位置にちゃんと萌出できるのか。どうして均整のとれた歯列を形成できるのか。生体の妙技、と感嘆してはいられない。

解剖学的には、顎骨の成長に伴って萌出の前期に、歯胚の移動とその周囲組織の変化が起こる。まずは発育中の歯胚に面する歯小窩壁が吸収され、歯胚の中心が移動する。続いて破骨細胞により歯小窩の前壁が骨吸収され、あわせて骨芽細胞により後壁が骨添加されて、歯小窩全体が移動する。前者の吸収される歯小窩の部位は、歯導管とよばれる骨組織のないルートの

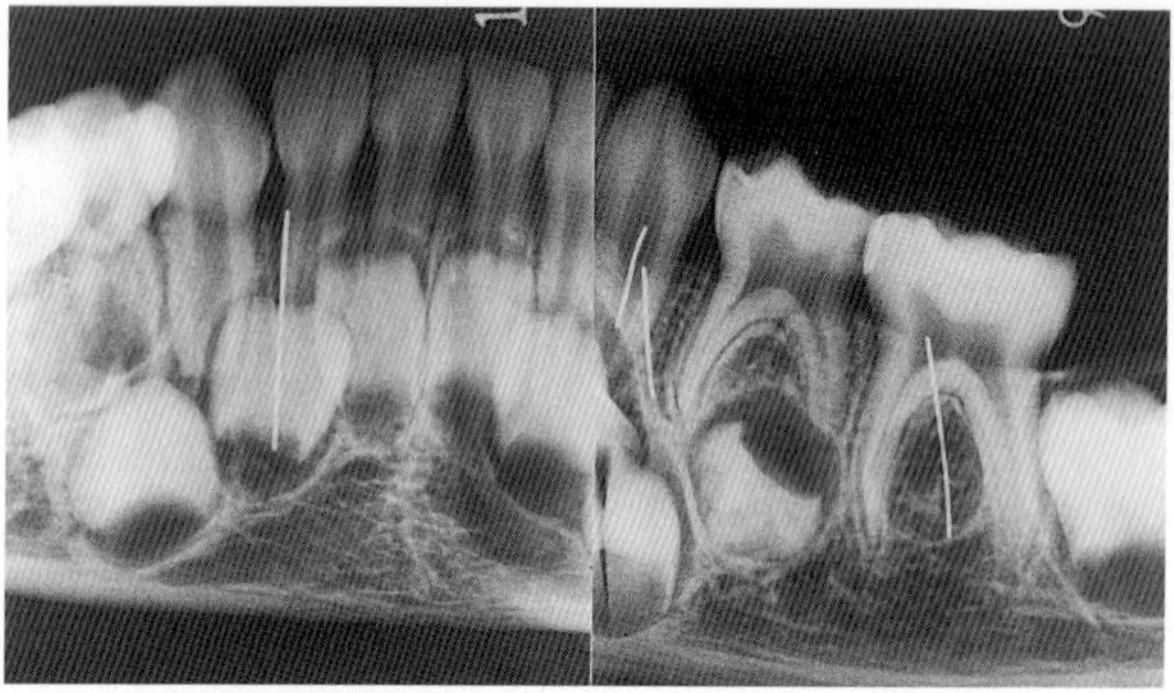

図 23　矯正用結紮線を挿入してＸ線撮影した歯導管（2 歳時の乾燥頭蓋の下顎骨歯槽部）

入口である（図23）。

この歯導管は口腔粘膜上皮につながり、乳歯の舌側に開口する導帯孔という小孔に至る。歯導管の長さは歯によって異なるが、一cmほどあり、おおむね両端を直線的に結んでいる。つまり、歯導管は、胎生六週ごろに乳歯と交換する代生歯の歯堤（代生歯堤）が、代生歯胚を形成するために、顎骨内に増殖・陥入してできたトンネルなのである。この歯導管内は、歯導帯という歯堤の残遺を含む結合組織に満たされている。歯堤が埋入する際に歯槽堤部に残した小孔が、先の導帯孔である。

永久歯は埋入した歯堤と逆方向に、顎骨中の歯小窩内の入口から、軟らかい管内を導かれるように、管周の歯槽骨を吸収拡大しながら移動し、乳歯の歯根を吸収し、出口（導帯孔）に達して口腔内に萌出する（図24）。

このように生体は歯の萌出の方向性を定め、歯を萌出の場へ誘導するために萌出環境を整備する。その際に、歯導管は歯の萌出のメカニズムを解くKeyとなる。

歯の萌出機序に関しては、十八世紀のイギリスの解剖学者J・ハンターが、一七七一年に初めて報告して以来、内外の研究者たちにより多角的に研究され、一九七六年にオランダのV・d・リンデンとH・S・デュテルローによって大成された。しかし、歯導管が歯の萌出に関与していることでは一致したが、それが立証されたわけではなかった。そのため、否定はしないが肯定もしないという曖昧なまま、この研究は一九七〇年代をピークに、憑《つ》き物《もの》が落ちたように終息してしまった。今では口腔解剖学書に数行、申しわけ程度に記載されるにとどまる。

萌出経路を追試する

そこで、私と共同研究者は、リンデン-デュテルローらの知見を再評価するため、改めて歯の萌出経路と萌出環境について追試した。日本歯科大学新潟歯学部の解剖学教室所蔵の乾燥頭蓋骨のうち、乳歯列期および混合歯列期にある十五例について、形態観察、矯正用結紮線を挿入したX線像の読影による精査を行った。

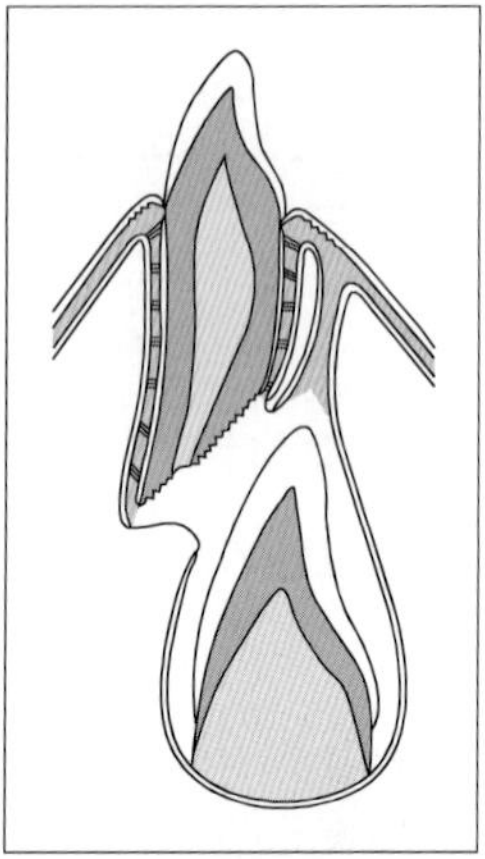

図 24　切歯の歯導管の模式図

まず、導帯孔に関しては、次のような結果を得た。

（一）切歯の導帯孔は、当該乳歯の舌側歯頸部の歯槽骨にあ

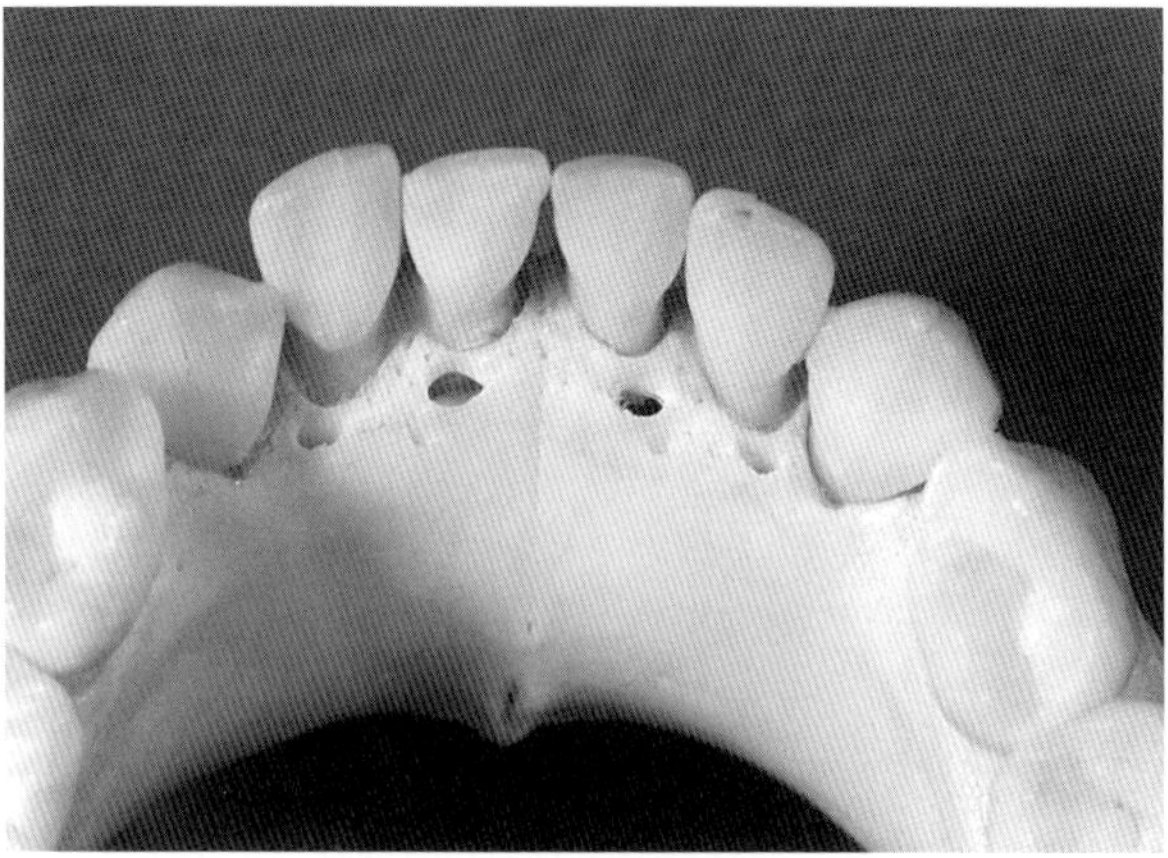

図 25　切歯の導帯孔

り、代生歯の萌出に利用される。孔の直径は一～二・五㎜程度である（図25口絵）。

（二）犬歯・小臼歯の導帯孔は、当該乳歯の舌側歯頚部の歯槽骨にある。孔の直径は犬歯で〇・五～二㎜、小臼歯は〇・三～〇・五㎜程度である。犬歯・小臼歯の萌出部位は、導帯孔のある舌側部ではなく、実際は頬側部なので、萌出する代生歯は当初は歯導管を利用するとみられるが、途中からルートを外れて頬側部に穿孔（萌出）する。

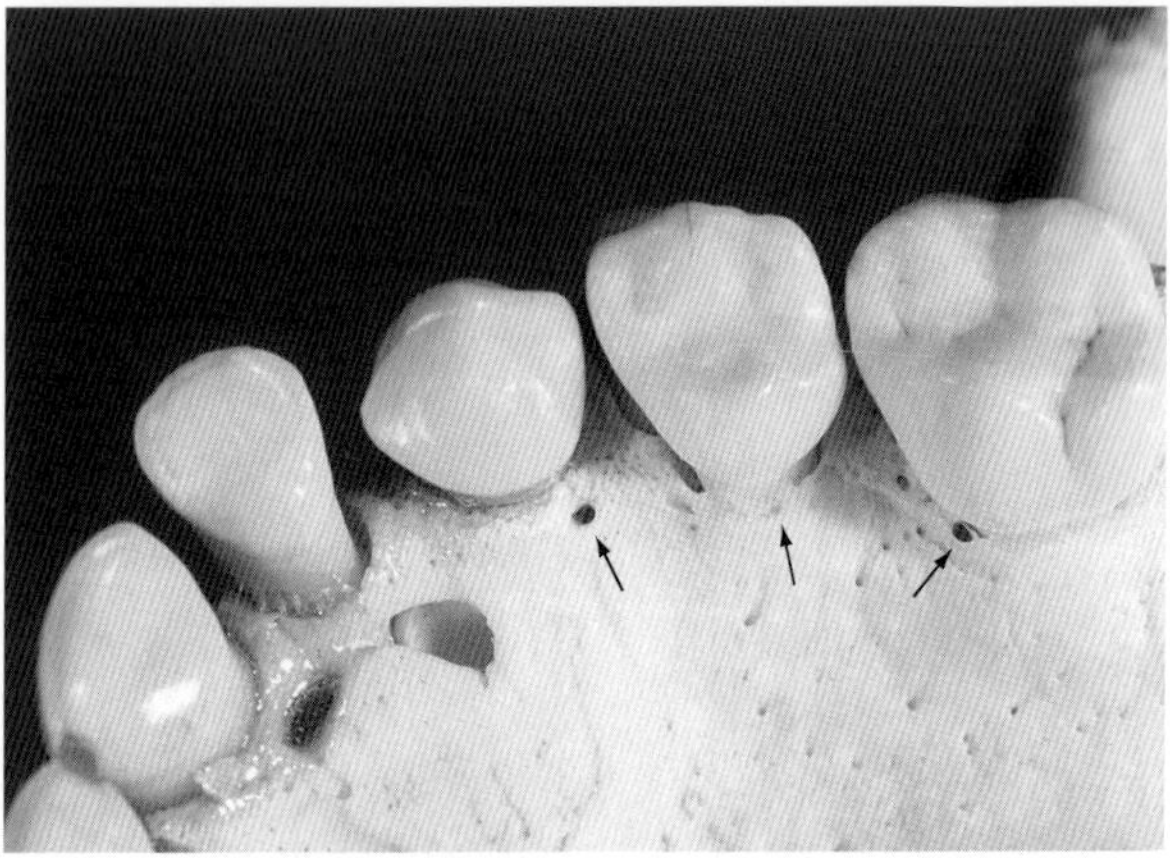

図 26　犬歯・小臼歯の導帯孔

したがって、犬歯・小臼歯では、歯導管の後半部は利用されないと考えられる（図26口絵）。

(三) 大臼歯の導帯孔は、当該加生歯の歯槽骨頂にあり、その萌出に利用される。孔の直径は一～二㎜程度である（図27口絵）。

(四) 導帯孔は代生歯だけではなく、加生歯にもみられる。つまり、導帯孔は永久歯に存在する。乳歯には導帯孔はみられないが、これは、胎生期の顎骨には乳歯の歯堤が埋入した痕跡

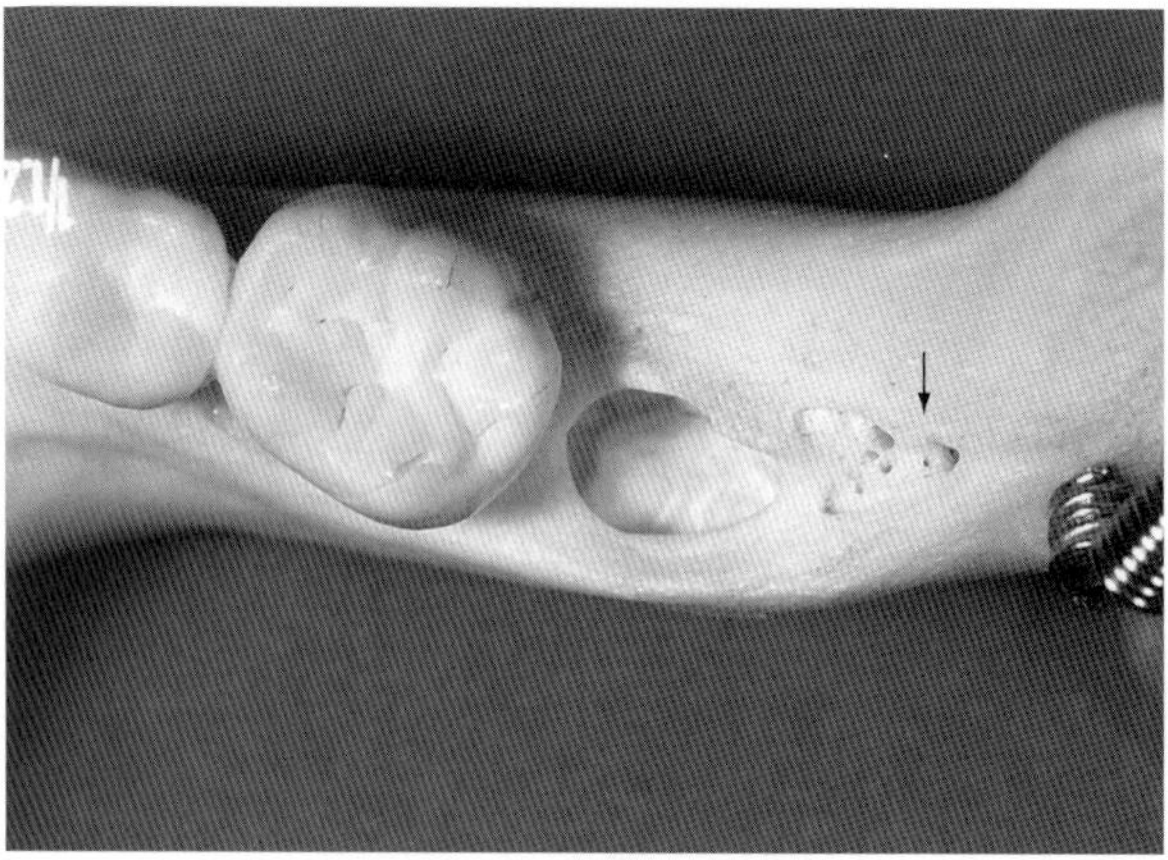

図 27　大臼歯の導帯孔

が残らないためである、と考えられる。
（五）導帯孔は、歯堤の埋入した位置と間隔を示している。歯槽骨に残る孔の位置と、隣接する孔との間隔は決して一様ではなく、それらは永久歯の萌出に影響を与えると考えられる。
（六）導帯孔の大きさは一様ではなく、切歯では最大で直径二・五㎜と大きく、小臼歯では最大で〇・五㎜と小さい。

つくられる萌出環境

次に、歯導管と管周の歯槽骨（以下は便宜上、管周歯槽骨という）は、永久歯の萌出に従って段階的に一過性に生理的変化し、永久歯が萌出しやすい状態、つまり萌出環境をつくる。この萌出環境をつくる生体の生理的変化としては、次のパターンがあげられる。

（一）歯導管の吸収拡大：永久歯歯胚の始動により、管周歯槽骨は連続的に吸収拡大して永久歯を誘導し、乳歯の吸収脱落と永久歯の萌出を促進する。萌出後、崩壊した導帯孔を含む歯導管は、骨増殖して骨質化する（図28口絵）。

（二）乳歯の歯槽突起の一過性の吸収退縮：乳歯の歯槽骨頂が著しく低下し、乳歯の吸収脱落と後継永久歯の萌出を促進する。萌出後、低下した歯槽突起は、骨増殖して再添加し、後継永久歯の歯槽突起の一部として回

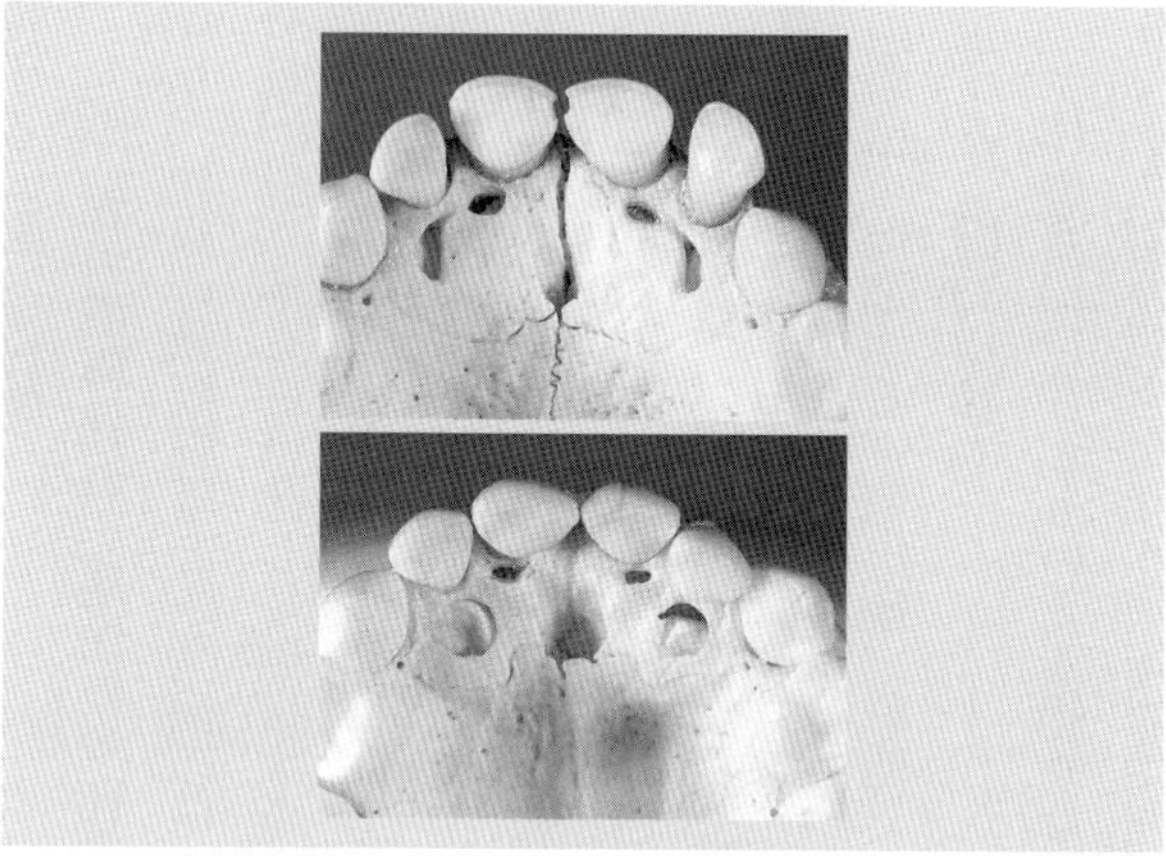

図 28　歯導管の吸収拡大

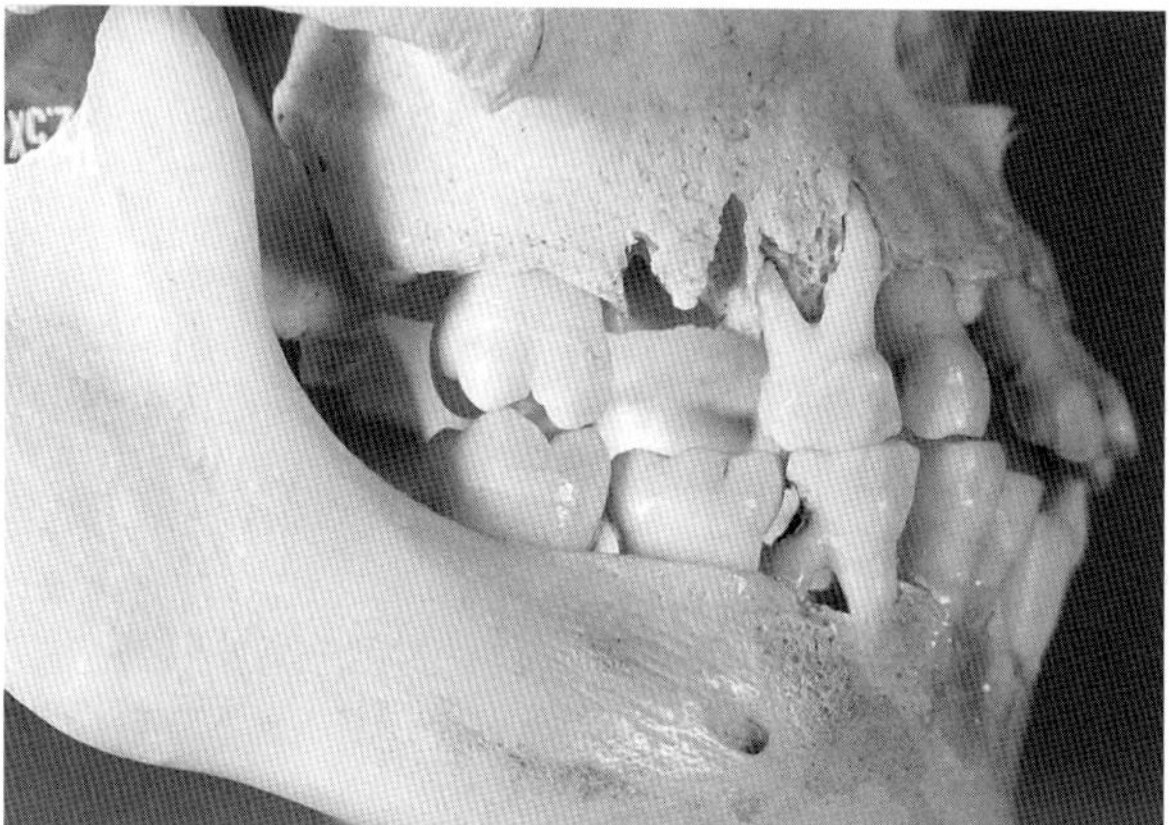

図 29　乳歯の歯槽突起の一過性の吸収退縮

復する（図29口絵）。

（三）管周歯槽骨の一過性の多孔質化：管周歯槽骨がスポンジ状に疎となり、乳歯の吸収脱落と永久歯の萌出を促進する。萌出後、多孔性の歯槽骨は、骨増殖し緻密化して回復する（図30・31口絵）。

（四）永久歯の歯根膜空隙周囲の歯槽骨の一過性の吸収拡大：とくに小・大臼歯の歯根膜空隙周囲の歯槽骨が著しく広がり、小・大臼歯の萌出を促進する。萌出後、広がった歯根膜空隙は、骨増殖し再添加して回復する（図32口絵）。

（五）永久歯の導帯孔周囲の一過性の吸収陥凹：とくに大臼歯の導帯孔周囲の歯槽骨が、広範に溝状あるいはクレーター状に吸収陥凹し、大臼歯の萌出を促進する。萌出後、陥凹した歯槽骨部は、骨増殖し再添加して回復する（図33口絵）。

生体の変幻自在ともいえる絶妙なメカニズム、というほかない。このような永久歯の萌出に伴う生体の生理的な営みによって、顎骨内の萌出環境

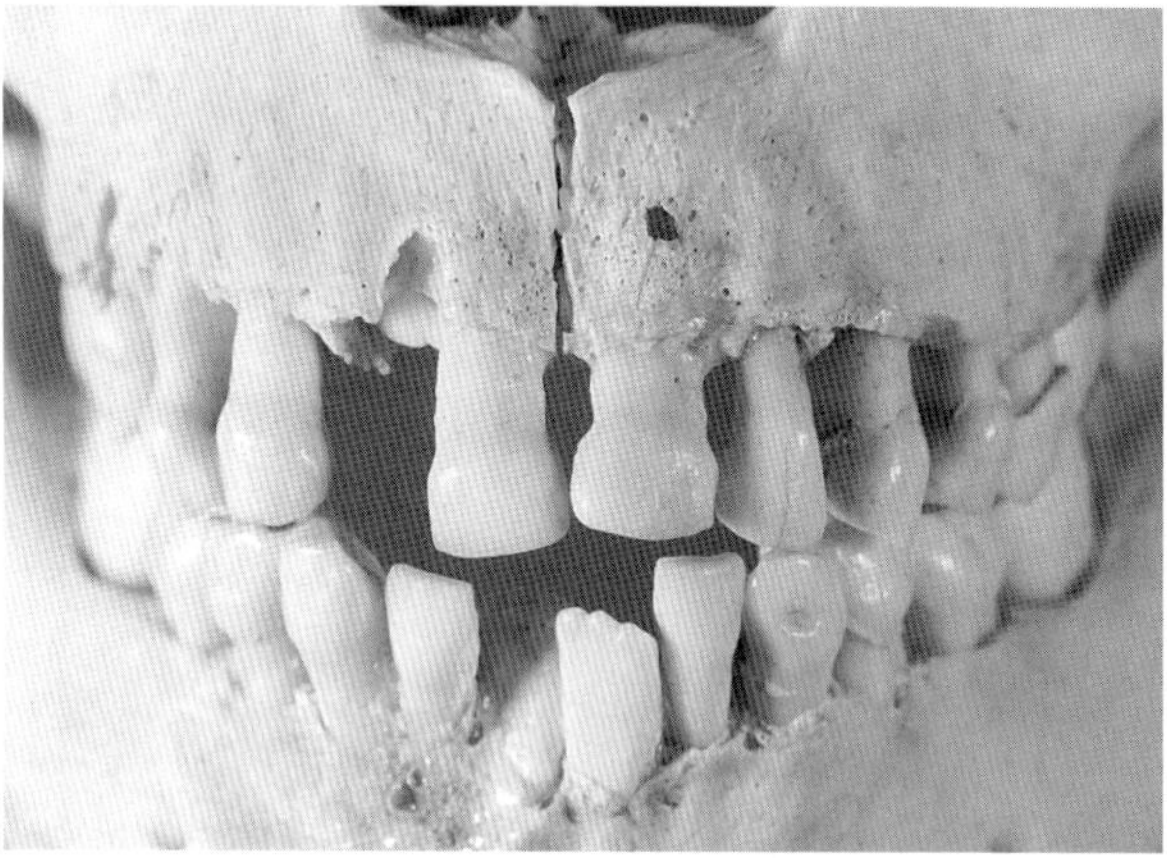

図 30　管周歯槽骨の一過性の多孔質化

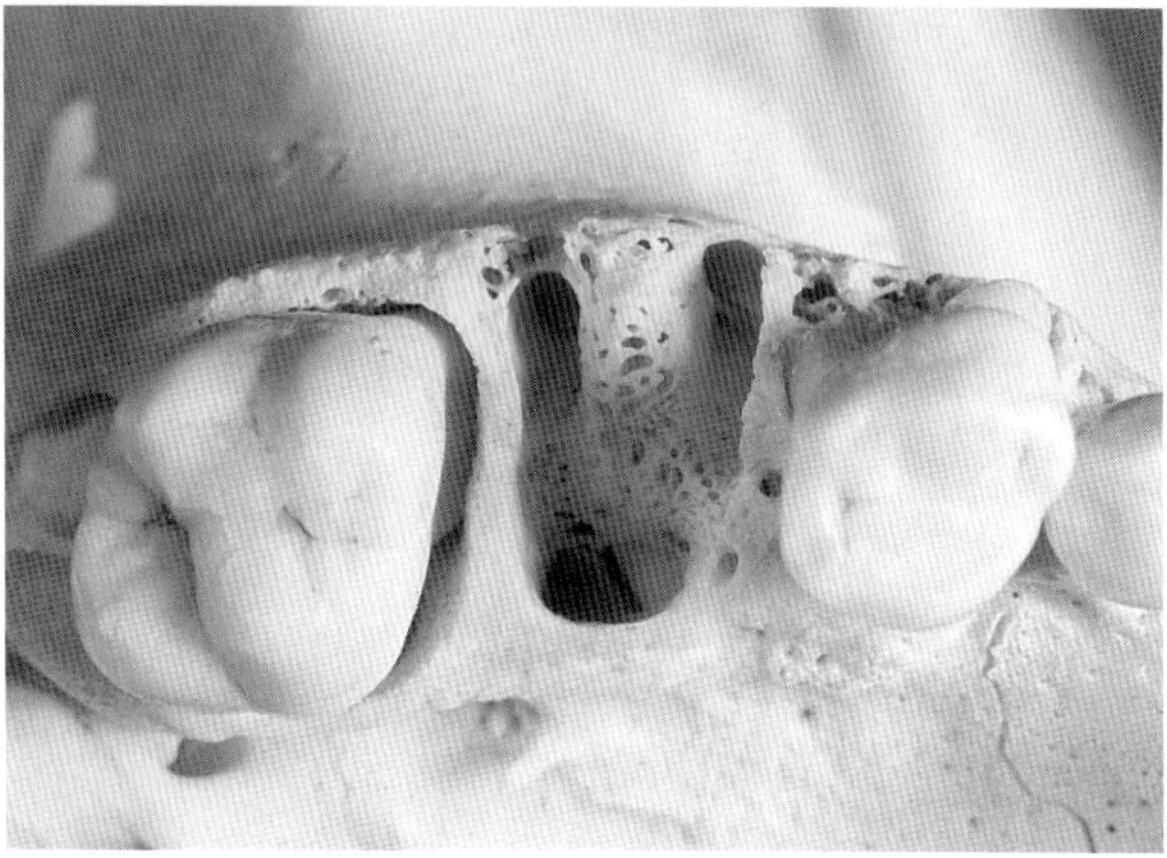

図 31　管周歯槽骨の一過性の多孔質化

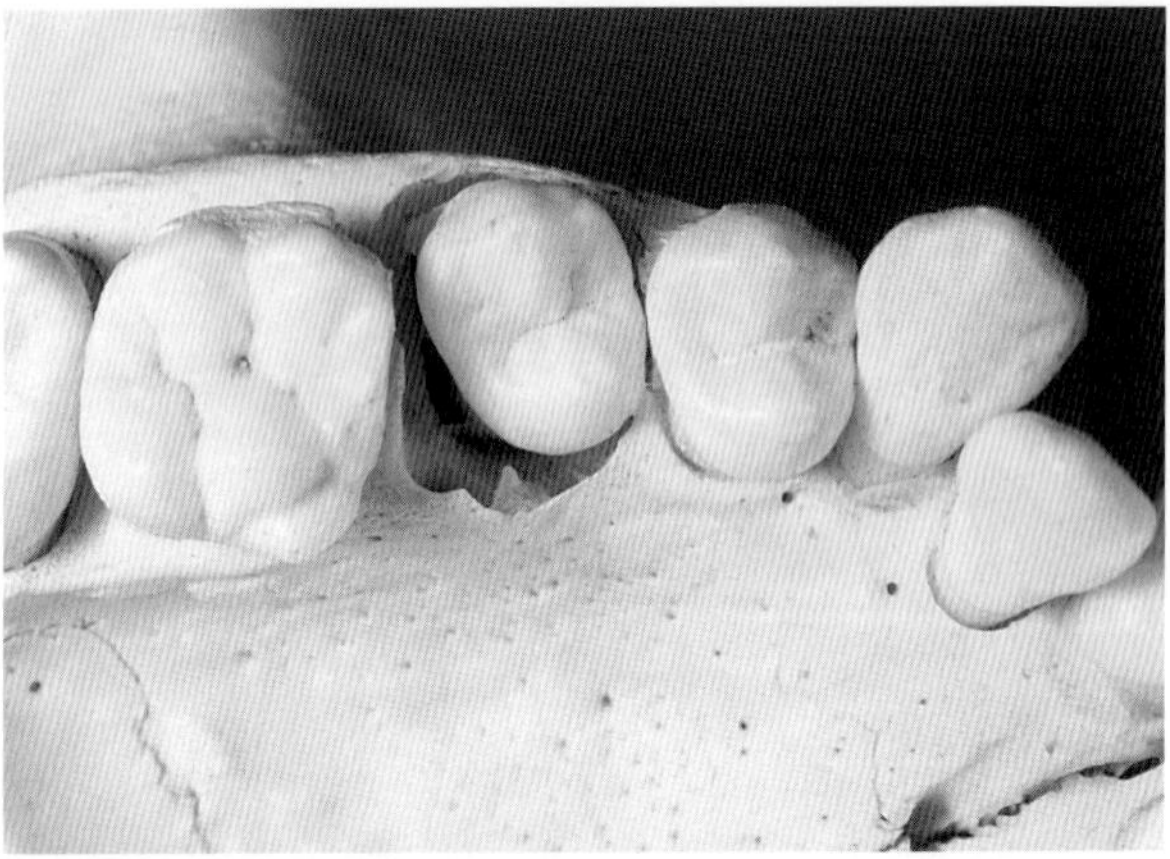

図 32　小臼歯歯根膜空隙周囲の歯槽骨の一過性の吸収拡大

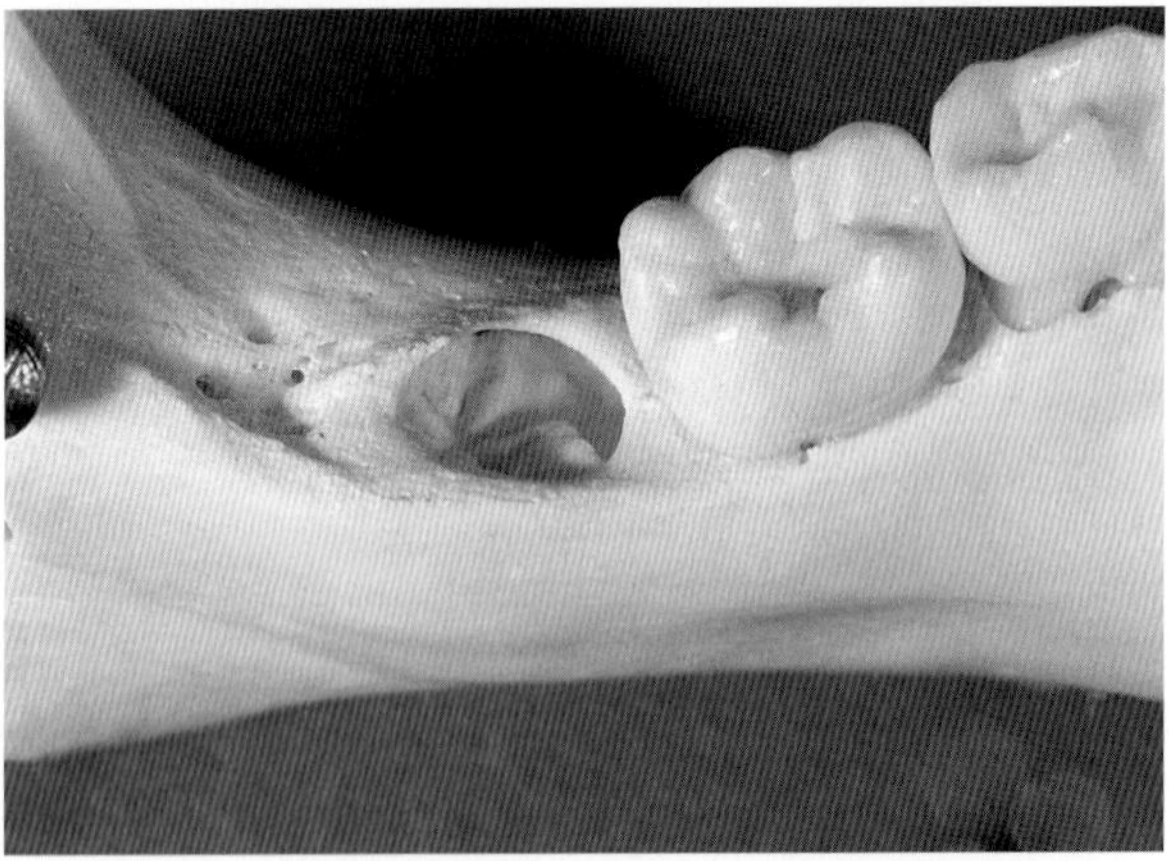

図 33　大臼歯の導帯孔周囲の一過性の吸収陥凹

が連続的かつ段階的に整備される。そのプロセスに従って、永久歯は所定どおりに（正常に）萌出する。しかし、萌出環境の不備などにより萌出の過程でトラブルが生じると、埋伏、逆生、傾斜、捻転、転位、移転、異所萌出などの萌出異常や不正咬合を来《きた》すことになる。

ともあれ、私の動機であった萌出の方角については、（ありえないが）それが磁気などの作用ではなく、歯小窩の穴に吸い寄せられていくという説に、一応、納得した。それは実証されてはいないが、どんなに優れたテーマであっても、実験材料や実験方法に限界があれば、研究続行を断念せざるをえないのである。

はてさて、研究者は、自分の世界の天井の高さを知るべきである。そうすれば否応なく、自分がどの辺に立っているかを知る（仰ぎみない者は、地べたを天井と錯覚したまま終わる）。それからあとは、はるか天井に向かって壁を這い登るだけである。その原動力は、知的向上心である。私もそうだが、たぶん、一生かかっても天井には届かない。

6 原生アボリジニの咬合様式

オーストラリア原住民

ドイツの人類学者H・ウェルカーは、咬合様式の人種的差異を唱え、自然人類の適例として、オーストラリア原住民(1)(以下、原生アボリジニという)は鉗子咬合(2)が一〇〇%であると報告した。そこには、二十世紀初めの人種的差別のあった時代背景がある。

(1) **オーストラリア原住民** オーストラリアン・アボリジニ。約四万年以上前に東南アジアから渡小金井良精《よしきよ》（東京大学医学部解剖学教授）は一九三〇年、ウェルカーに準拠して、自然人類に鉗子咬合が多く、文明人類には鋏状咬合[3]が多いことを指摘し、これを人類学・人類生態学上の問題として捉えた。

彼は、歯列の退化は上顎より下顎のほうが優勢で、下顎の短縮が上顎より進捗したので、臼歯部の咬合関係を保つため、必然的に下顎の切歯部が後退し、鋏状咬合を来したと説いた。

小金井は、日本石器時代人は鉗子咬合七七・四％・鋏状咬合一九・七％、あわせて文明人類のデータとして、一九三〇年代支那人は鉗子咬合一〇・〇％・鋏状咬合八二・五％、一九三〇年代日本人はおのおの二・八％・八七・〇％と報告した。

ただし、日本人を除いて、ウェルカーの調べた原生アボリジニは一八頭骨、小金井の日本石器時代人三一頭骨、一九三〇年代支那人四〇頭骨で、時代的限界を割り引いても、統計資料としてはいかにも少ない。

次いで、藤田恒太郎は一九五〇年、ウェルカーと小金井の咬合様式に関

来した、といわれるオーストラリア大陸の先住民。人種的には、オーストラロイドに属する。

白人による植民地化の始まる十八世紀後半まで、約六〇〇部族三〇万人が、砂漠地帯で半遊牧の狩猟・採集生活を営んでいた。一〇〇年ほど前まで保護政策により隔離的に管理され、文明生活に同化させられていった。現在、約二六万人・総人口の一・六％が、オーストラリア国民として生活している。

する統計をあげ、鉗子咬合と鋏状咬合は系統発生学的意義を有するとし、類人猿を含めて哺乳類はすべて鉗子咬合であるが、ヒトのみ下顎の退化(短縮)が上顎より進行したため鋏状咬合になったと、小金井と同意見を述べた。

さらに、藤田は一九六五年には、鋏状咬合は人類の特徴であり、鉗子咬合より新しい咬合様式であるとし、鋏状咬合に関する小金井説を達見として支持した。あわせて、日本人では鉗子咬合三%、鋏状咬合八七%、屋根咬合六%という比率をあげた。

察するに、彼のいう鋏状咬合のなかには、過蓋咬合[4]も相当数が含まれていたと思われる。もともと、人類学や解剖学においては、過蓋咬合というカテゴリーは、ほとんど認識されていなかった。

さらに、藤田は一九六七年、鋏状咬合は前歯部では上顎歯列が下顎歯列を前から取り巻き、臼歯部では上・下顎の歯列がその咬合面をもって互いに相接するが、上顎のほうがわずかに下顎歯列の咬合縁の外側へはみ出し

(2) **鉗子《かんし》咬合**　ドイツのウェルカーが分類した咬合様式の一つ。小金井良精が、「上下顎門歯が鉗子状に衝き合うもの」と訳解した。彼らは、鉗子咬合は自然人類に多いと説いた。

(3) **鋏《はさみ》状咬合**　ウェルカーが分類し小金井が訳解した咬合様式の一つ。「上顎の門歯は前、下顎門歯は後の位置に於て、少しく重なり合っているもの」をいう。彼らは、鋏状咬合は文明人類に多いと説いた。

歯科矯正学ではほ

ている状態であると定義した。一方、鉗子咬合は上・下顎の前歯が互いにその切縁で接触する咬合状態をいい、臨床においては切端（縁）咬合とよぶと解説した。

なお、小金井や藤田のいう咬合様式は切歯部のみの咬合であり、臼歯部の咬合については考慮していない。また彼らは、不正咬合[5]という用語は使っていない。したがって、ここでは、歯科臨床に広く用いられるアングルの不正咬合の分類法[6]には言及しない。

ところで、紛らわしいことに、学問領域によって頻用される専門用語は一様でない。この辺で、人類学・解剖学・歯科医学（歯科矯正学）における用語と、その定義を統一しておきたい。

まず、人類学・解剖学で用いる鋏状咬合は、歯科臨床で用いられる正常咬合と同義とする。解剖学的には、上・下顎を閉じたとき、上顎歯が下顎歯を正常範囲において被蓋している咬合状態をいう。歯科矯正学では、上・下顎の前歯のつくるオーバージェット・水平被蓋、オーバーバイト・垂直

とんど用いられることはないが、鋏状咬合とは上・下顎歯列弓の水平的（前後的）位置の不正をいう。

（4）**過蓋咬合**　ディープ・オーバーバイト。上・下顎歯列弓の垂直的（上下的）位置の不正の一つ。上・下顎を閉じたとき、上顎前歯が下顎前歯を正常範囲を越えて著しく深く被蓋している状態をいう。

（5）**不正咬合**　歯、歯列弓、または顎顔面になんらかの原因で不正を来し、機能的や形態的に正常な

被蓋が二㎜くらいで、上・下顎切歯軸が一二〇度以上のものを指す。現代人の大半を占めることから、正常咬合と称されているが、私は本来、〝被蓋咬合〟とよぶべきであると考える。

次に、鉗子咬合は人類学・解剖学で用いられるが、歯科臨床では切端(縁)咬合という。歯科矯正学においては、エッジ・ツウ・エッジ・オクルージョンとエンド・オン・オクルージョンの二種類に分ける。前者は上・下顎の前歯とも整直しているが、切端の咬耗の少ないもの。後者は咬耗により切端が平坦(通常、歯冠の高さの五分の一以上)になり、上・下顎の切歯の歯軸が傾斜して、基底骨上に整直した状態を呈するものをいう。この後者が、咬耗咬合とよばれる咬合状態である。

この咬耗咬合を世に知らしめた人物がいる。オーストラリアのアデレードの矯正歯科医P・R・ベッグは長年、原生アボリジニの咬合と咬耗の関係を研究し、一九五四年に新しい矯正治療のベッグ法を創始した。そのベッグ法の理論の基礎をなすのが、原生アボリジニの咬合様式であった。粗

咬合状態でないものの総称である。

個々の歯の位置異常、歯列弓の異常、上・下顎歯列弓の対向関係の異常、さらに顎の異常など、その不正状態は多種多様である。

(6) アングルの不正咬合の分類法 アメリカの矯正歯科医E・H・アングルによって提唱された不正咬合の分類法である。

彼は、上顎第一大臼歯の近遠心的(前後的)位置を常に正常とする仮説のもとに、上顎歯列弓を規

雑な食生活に対応した強靱な咬合・咀嚼機能が、生理的な動きと相まって歯の形態や形状を激変させ、その新しいフォームが生来の咬合様式そのものを変化させる。この自然人類にみられる特異でダイナミックな咬合を、ベッグは咬耗咬合と名付けた。

さらに、先述した過蓋咬合、離開咬合、反対咬合などがあげられる。離開咬合は臨床では、オープンバイト・開咬という。

準として、下顎歯列弓の上顎に対する対向関係から不正咬合を分類した。この分類法は、簡便で有用であることから、広く歯科臨床に用いられている。

原生アボリジニ研究の宝庫

本論に戻って、私は、ウェルカーのアボリジニの鉗子咬合は一〇〇%とした調査データを、藤田が無造作に引用したことに疑念を深めた。一八頭骨だけで、パーフェクトはないだろうと思った。そこで、私は一九九七年、南オーストラリアの州都アデレードに飛んだ。

アデレード大学の歯科学講座にある頭蓋・顔面研究室（主任：グラント・

C・タウンゼント教授）は、原生アボリジニの標本の宝庫である。同研究室には、原生アボリジニの二〇年間にわたる経年的な口腔内石膏模型一七〇八例が保管されている。それらは一九五一年より一九七一年までに、オーストラリア北部のユンドームに居住していた四四四名から採取・収集した標本である。二〇年もの間、遠く砂漠地帯に赴いたアデレードの研究者たちの辛酸は、人智を超えている。

ユンドームの住人たちは、すでに文明化したアボリジニではなく、二〇世紀の後半に至っても原生生活を離脱せずに、数万年前とほぼ同じ暮らしを続け、かろうじて先住民の命脈を保ってきた一握りの自然人類である。その証拠に、歯科治療をまったく受けたことのない彼らの口腔内模型にみるう蝕罹患率はわずか二・六％（一一例）、叢生は〇・九％（四例）に過ぎない。（ちなみに、私の調査では日本人青年の叢生率は、男子五六・七％・女子六三・〇％にのぼった）。また抜歯風習によるイニシエーションが、男子のみに三・一％（一三例）みられたことも、四四四名のアボリジニが、いまだ原生に近い生活を維持していた証左である。蛇足ながら、原生アボリジニのう蝕は、文明化するや否や激増して、文明人類と同じ罹患状況になってしまう。

また原生アボリジニの第三大臼歯の萌出率は、男子八四・九％・女子八五・五％、欠如率は男子〇・〇％・女子二・九％で、萌出率は高く欠如率は低いが、両者の間に性差はみられない。

私は、自然人類のグループとして、彼ら原生アボリジニの三十歳以下の永久歯列四一三例について調査した。一方、文明人類のグループとして、同じ一九九七年とその前年に収集した日本歯科大学新潟歯学部の、十八〜二十四歳の学生三四一名の口腔内石膏模型三四一例について調査した。両者の咬合様式を比較し、その相違点と共通点を分析した（図34）。

（一）正常咬合は、原生アボリジニは五五・四％・日本人では四九・三％で、原生アボリジニのほうが六・一％多い。本来、正常咬合は文明人類に多いとされていた。

咬合様式	アボリジニ	日本人	差
正常咬合	55.4	49.3	+6.1
過蓋咬合	30.5	35.2	−4.7
切端咬合	6.3	11.7	−5.4*
開　咬	6.1	3.5	+2.6
反対咬合	0.0	0.3	−0.3

*p＜0.01　(%)

図 34　原生アボリジニと現代日本人の咬合様式の比較

(二) 過蓋咬合は、原生アボリジニは三〇・五%・日本人では三五・二%で、日本人のほうが四・七%多い。

(三) 切端咬合は、原生アボリジニは六・三%・日本人では一一・七%で、日本人のほうが五・四%多い (p<0.01)。本来、切端咬合は自然人類に多いとされていた。

(四) 開咬は、原生アボリジニは六・一%・日本人は三・五%で、原生アボリジニのほうが二・六%多い。

(五) 反対咬合は、原生アボリジニは〇・〇%、日本人では一例のみである。

(六) 原生アボリジニの咬耗咬合は、男子二例・女子二例の一・〇%である。

原生アボリジニの咬耗咬合

先述した（六）の咬耗咬合は、人類学分野では見当たらない用語である。解剖学領域においても、ほとんど用いられていない。また歯科臨床においては、すでに死語になっている。なぜなら、現代においては、もはや咬耗咬合という咬合が存在しないからである。

原生アボリジニは、砂漠地帯の自然に依存した食生活によって、乳歯が萌出したときから、生え代わりの混合歯列期、永久歯列期を通して日々、左右交互に片側による激しい咀嚼運動と臼磨運動を反復する。

この苛酷な片側咬合は、発育不全で下顎が小さいために習性になったといわれる。とはいえ、現代日本人と比較すれば、原生アボリジニの歯列弓の大きさは、上顎は男子三三・八㎜・女子三三・七㎜、下顎は男子三〇・一㎜・女子三〇・三一㎜で、現代日本人より上顎は、男子二・一㎜・女子二・

五㎜大きい。また下顎では、男子二・八㎜・女子三・五㎜も大きい。

まず、垂直的な咬合により段階的に咬頭頂と切縁が失われ、次いで歯冠の裂溝や小窩が消え、象牙質や歯髄が露出する。あわせて、水平的な咬合により近遠心の隣接面の豊隆部が失われる。ときに咬耗は、唇側面、頬側面、舌側面にも及ぶ。その結果、歯冠部は原形をとどめず、歯冠長、歯冠幅、とくに近遠心幅が減少して隣在歯と面接触を来し、草食獣に似た石臼を並べたような歯並びとなる。

上顎切歯は後方へ移動し、下顎切歯は前方へ移動し、切端は平坦に磨耗されて面を形成し、咬耗面は〝前歯の咬合面〟ともいうべき変形形態となる。いわゆる獅子頭《ししがしら》の歯を並べたような、極端な特有の歯並びである。現代人からみれば、凄まじい擦り減り方である。さらには、咬耗のバランスにより臼歯最後方に一〇㎜近いスペースを生じ、第三大臼歯が難なく萌出して咬合に加わる。(図35〜39口絵)。

すでに明らかなように、咬耗咬合は、長年の食習慣によってつくられた

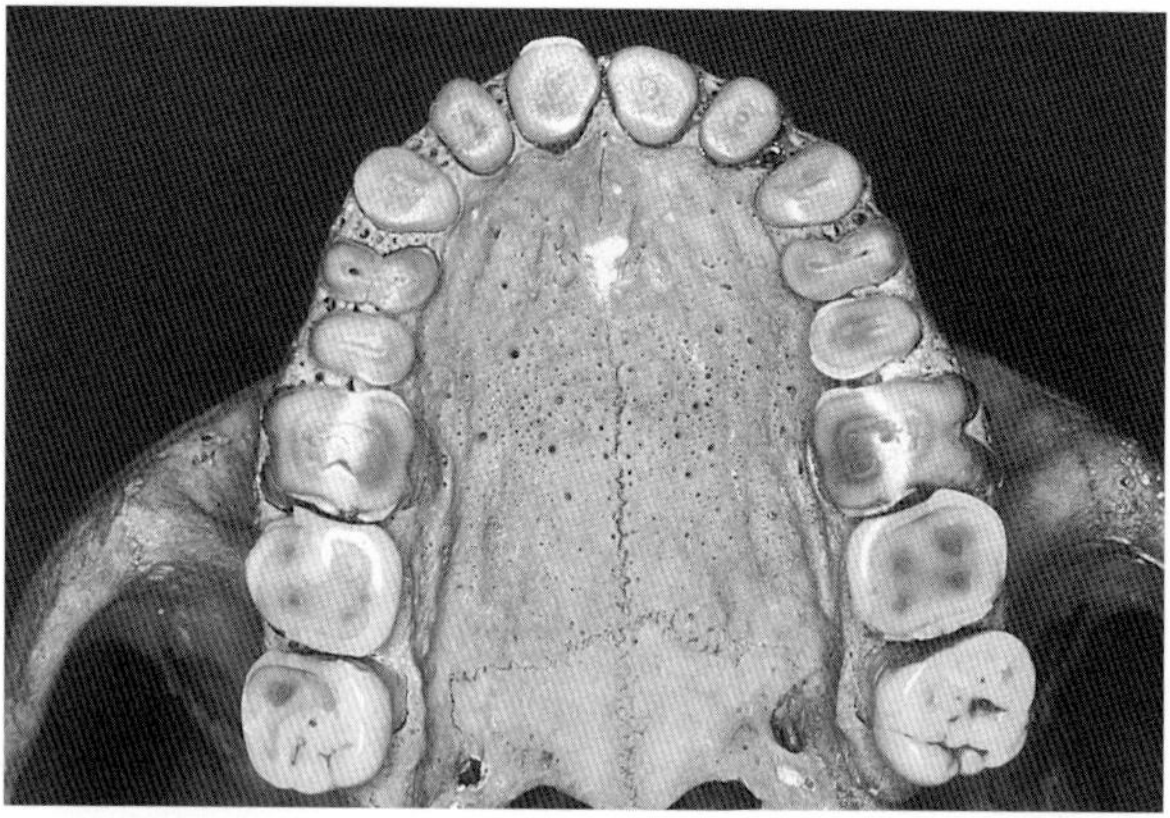

図35　原生アボリジニの咬耗咬合（上顎咬合面観）

後天的な咬合様式である。それに対し切端咬合や正常咬合は、系統発生学的な意義を有する先天的な咬合様式である。したがって、切端咬合と咬耗咬合は当然、峻別《しゅんべつ》されなければならない。

先天性と後天性を混同

さて、先の原生アボリジニの調査結果は、先人の報告や定説とかなりの懸隔《けんかく》がある。

まず、原生アボリジニの咬合様式は、決して鉗子咬合(切端咬合)

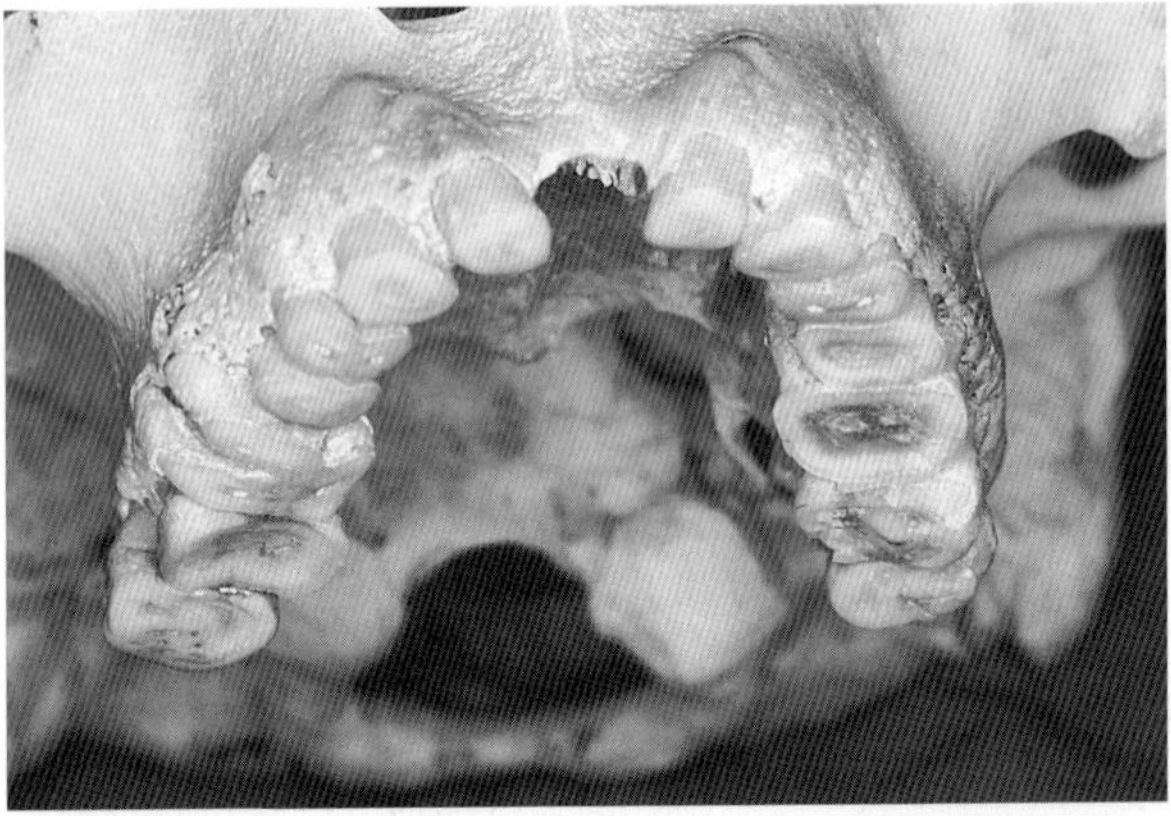

図 36　原生アボリジニの咬耗咬合（上顎咬合面観）

一〇〇%ではないという事実である。彼らの切端咬合は六・三%に過ぎず、現代日本人のほうが二倍弱も高度に有意に多い。

要するに、前歯におけるアボリジニの典型的な咬耗咬合は、石臼や獅子頭の歯を合わせたような歯並びにみえる。先人が原生アボリジニを観察した一九三〇年当時は、まだ咬耗咬合というコンセプトはなかった。それは既述のように、一九五四年にベックによって初めて概念化されたのである。のちに、歯科矯正学では、この咬耗

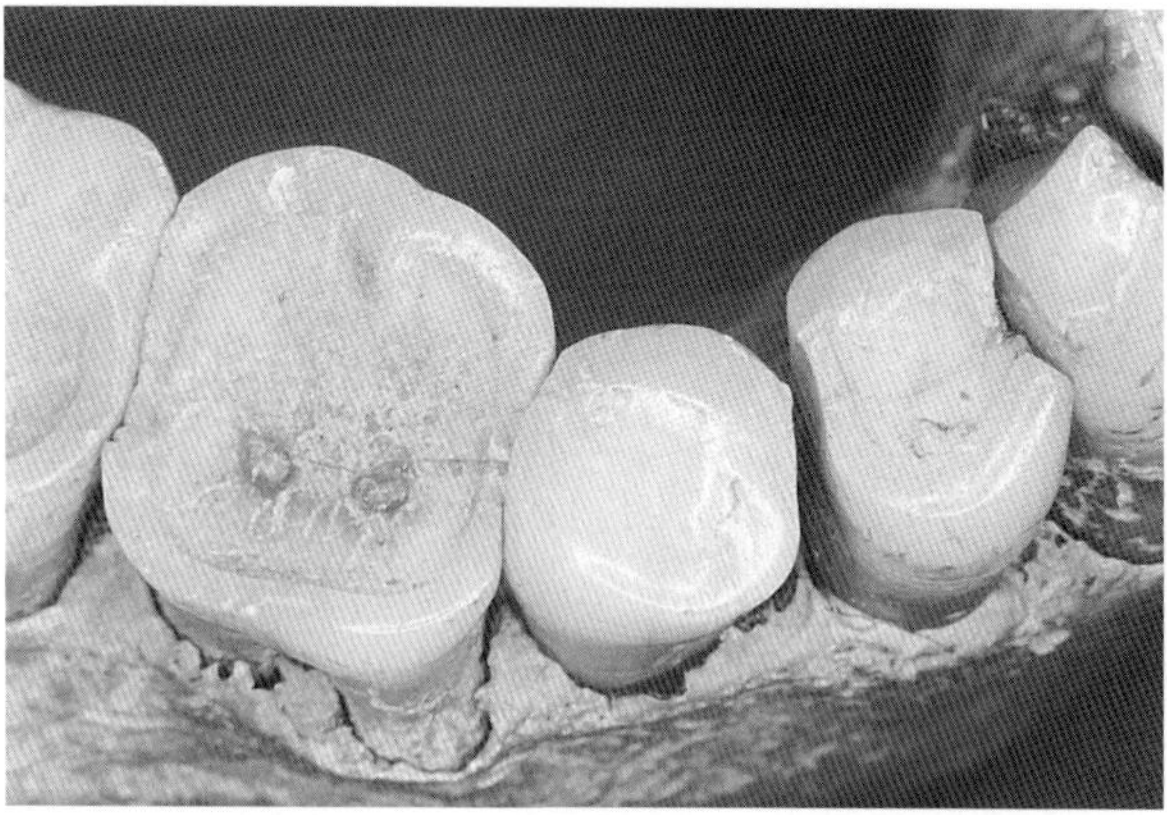

図 37　原生アボリジニの咬耗咬合（象牙質や歯髄）

咬合をエンド・オン・オクルージョンと称し、切端咬合の一種として取り扱った。End on occlusionとは、〝終末咬合〟と訳すべきか(図40)。

今回のユンドームの原生アボリジニは、ほとんどが三十歳以下であった。そのため咬耗咬合と認められるのは、男女とも二例ずつ(一・〇%)に過ぎない。当然ながら、咬耗咬合は加齢とともに増加するが、典型的な咬耗状態を呈するのは、四十歳以上の高齢者になる。彼らの平均寿命は、四十五〜五

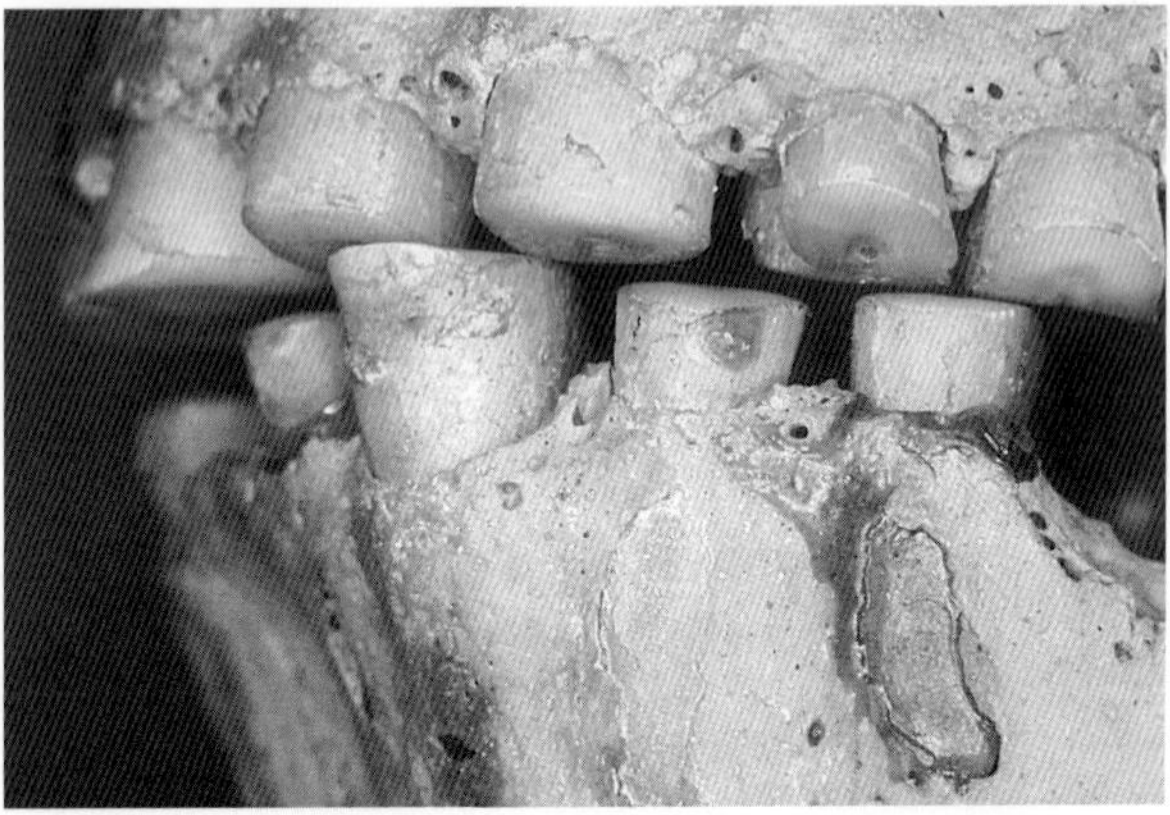

図38　原生アボリジニの咬耗咬合（上・下顎歯観）

十歳といわれる。先人の調べた一八頭骨は、十九世紀に生きた原生アボリジニのものであるから、ユンドームの人々よりも忠実な咬耗咬合の実践者であったろう。

察するに、先人は原生アボリジニや日本石器時代人の頭骨を観察した際、先天性咬合と後天性咬合を混同したまま、典型的な咬耗咬合も含めて、鉗子咬合(切端咬合)として判定したと考えられる。それはあくまで時代的な判断規準によるものであり、先人の見誤まりとするのは酷であろう。

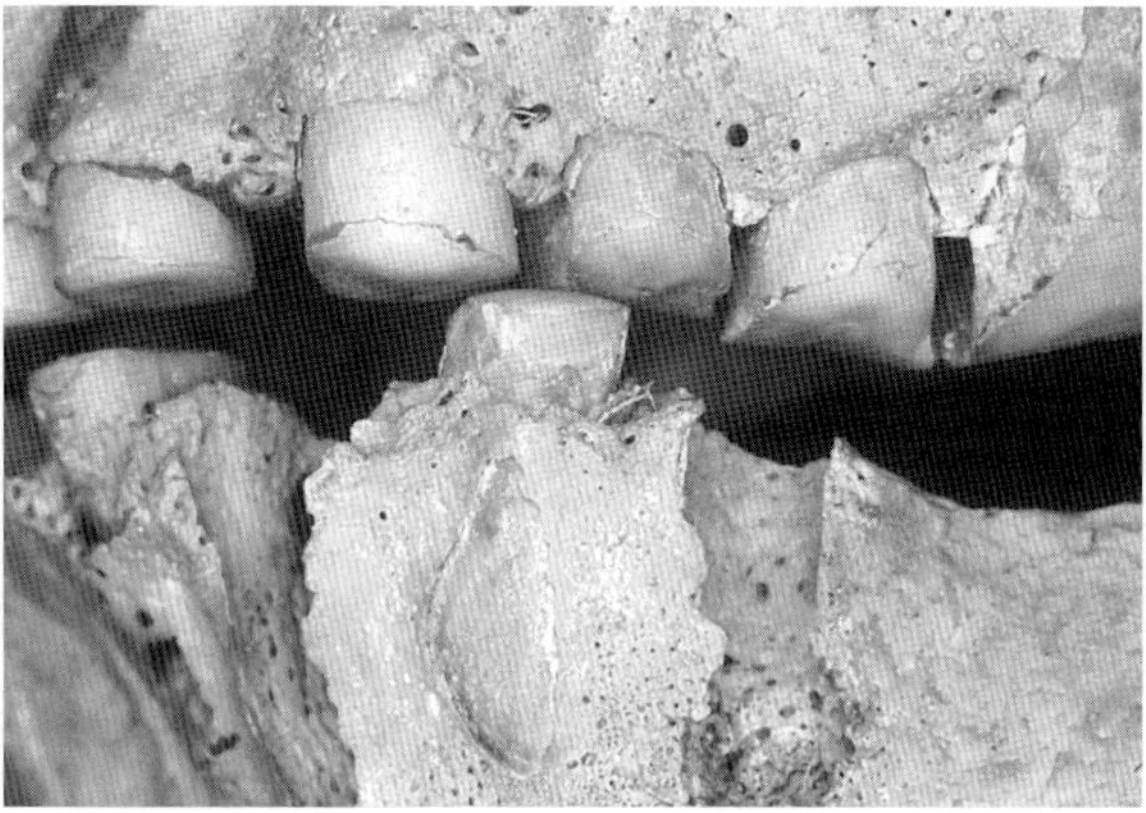

図 39　原生アボリジニの咬耗咬合（上・下顎歯観）

咬合の移行はあったのか

次に、先人は、人類は哺乳類と同様に切端咬合であったが、この一万年の間に、下顎が退化して正常咬合に移行したと説いた。したがって、正常咬合は人類の新しい咬合様式である、と。

今回の精査を通して、原生アボリジニの永久歯にみられた各種の奇形や異常は、日本人にも共通して出現し、その発生頻度もほぼ同程度であることがわかった。また

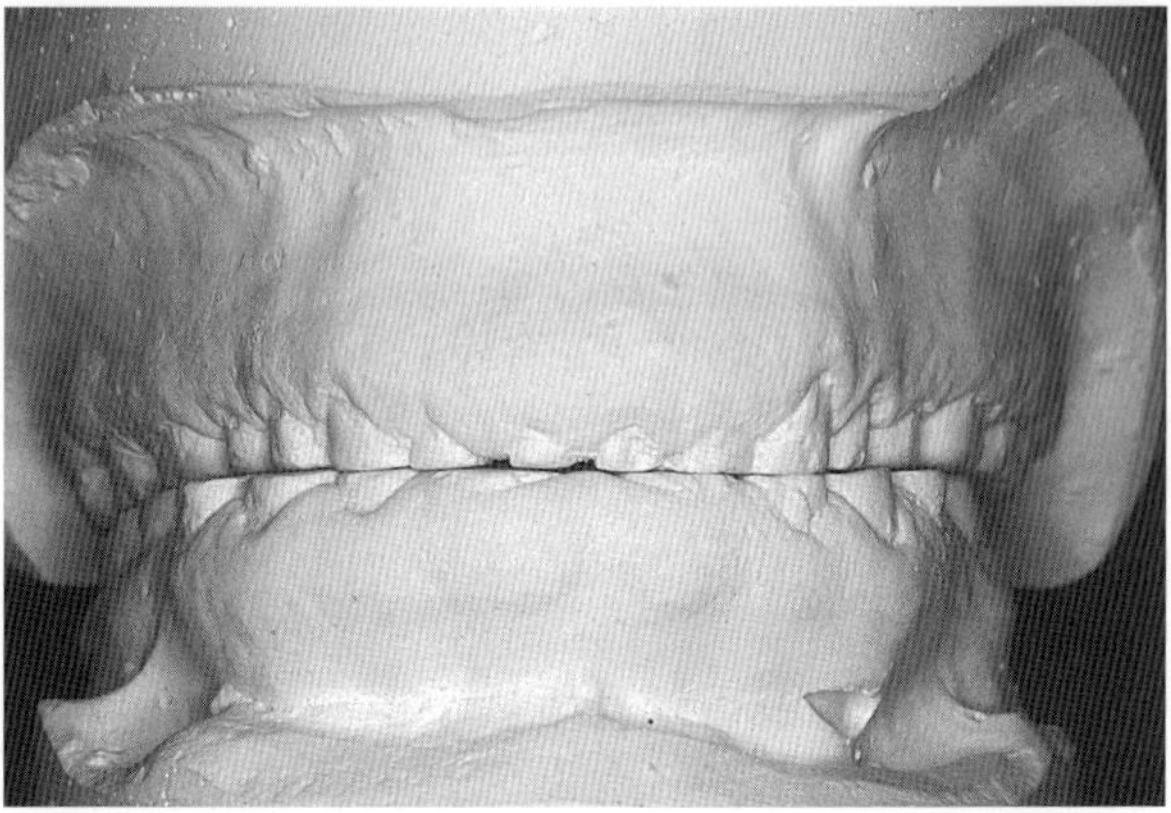

図 40　原生アボリジニの咬耗咬合(上・下顎の石膏模型)

咬合様式においても、正常咬合、過蓋咬合、切端咬合などの混交であり、日本人とおおむね変わるところはない。

両者とも、正常咬合と過蓋咬合が大半を占め、原生アボリジニの正常咬合と過蓋咬合を合わせると八五・九%、同じく日本人は八四・五%となる。原生アボリジニと日本人の生活環境は、一万年にわたって大きく異なっていたにもかかわらず、切端咬合以外には有意差はなく、両者の咬合様式はおおむね変わりはない。これらは一体、何を意味しているのであろうか。

既述のように、切端咬合だけは、原生アボリジニのほうが日本人より五・四％も少ない。つまり、切端咬合は文明人類より自然人類のほうが、減少の割合が大きかったことになる。先人のいう一〇〇％は、咬耗咬合を含めたことによる計算違いとすれば、哺乳類とは異なり、人類は当初から正常咬合や過蓋咬合を有していたわけである。そうなると両者には、原初の切端咬合の保有率に差異があったと考えられる。

つまるところ、先史時代には、原生アボリジニも日本人も、本当に大半が切端咬合であったのか。それが一万年の間に、両者ともに約八五％も過蓋咬合を含む正常咬合に移行したのか。また切端咬合からの移行は、原生アボリジニのほうが五・四％も先行し、日本人では一二％弱も移行しきれなかったのか。

7 咬合様式の変化と矯正治療

咬合様式の経年的変化

私のアデレード行きの目的は、ひとまず達した。せっかく宝の山に来て、手ぶらで帰ることはない。私と共同研究者はその後、計四回、合わせて約一か月半、年代物の標本に埋もれた。時に街中は四〇度、所によっては四三度という。真夏に、初めてジングルベルを聞いた。

原生アボリジニに関する研究は、ベッグはじめアデレードの研究者らの一連の調査によって尽されていた。私は習い性で、それらの研究の隙間を探した。幸運にも、アボリジニの咬合様式に関する研究は詳らかでない。われわれは、全標本のうち永久歯列期の二七七例について、上・下顎の中・側切歯の萌出した後の永久歯列（おおむね八歳前後）と、それから十年後の同一人の永久歯列（おおむね一九歳前後）の咬合様式の経年的な比較を行った。

その結果、原生アボリジニの咬合様式は、次のように経年的に変化しなかった、あるいは変化した。

（一）正常咬合→正常咬合、過蓋咬合→過蓋咬合、切端咬合→切端咬合など、十余年を経て変化しない例は六一・〇％である。一方、正常咬合→過蓋咬合、切端咬合、開咬、また過蓋咬合→正常咬合、開咬→正常咬合など変化した例は三九・〇％である（p＜0.001）。

すなわち、約六一％は八歳時の咬合様式を保持しているが、萌出後十余年、成長・発育期における咬合・咀嚼などによって、約三九％は当初とは異なる咬合様式に変わった（図41）。

（二）変化しない例では、正常咬合が三六・八％で最も多く、過蓋咬合の一八・一％が次ぐ。

（三）変化した例では、正常咬合→過蓋咬合が一五・九％で最も多く、開咬→正常咬合が七・九％、過蓋咬合→正常咬合の五・四％が次ぐ。前二者間p＜0.001、後二者間は有意差はない、前後二者間p＜0.001（図42口絵）。

正常咬合→切端咬合のケースは二・九％と少ないが、下顎が前進して鉗子状になる（下顎歯列の前方位）、また一六％弱ある正常咬合→過蓋咬合のケースでは、

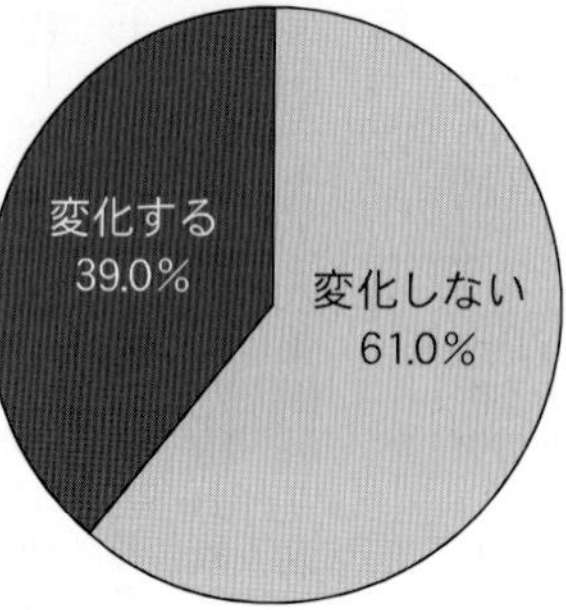

図41　原生アボリジニの咬合様式の経年的比較

下顎が後退して過蓋状になる（下顎歯列の後方位）。いずれも、咬合ストレスにより顎関節の関節窩が磨耗する。

この点、五・四%の過蓋咬合→正常咬合は、後者と反対のケースであるから、下顎歯列が前方位するケースとすれば、前者の正常咬合→切端咬合と合わせて八・三%となる。複雑な症例をもつ開咬を除いて、咬合様式の変化する場合は、下顎歯列が前進するより後退するケースのほうが二倍ほど多い。

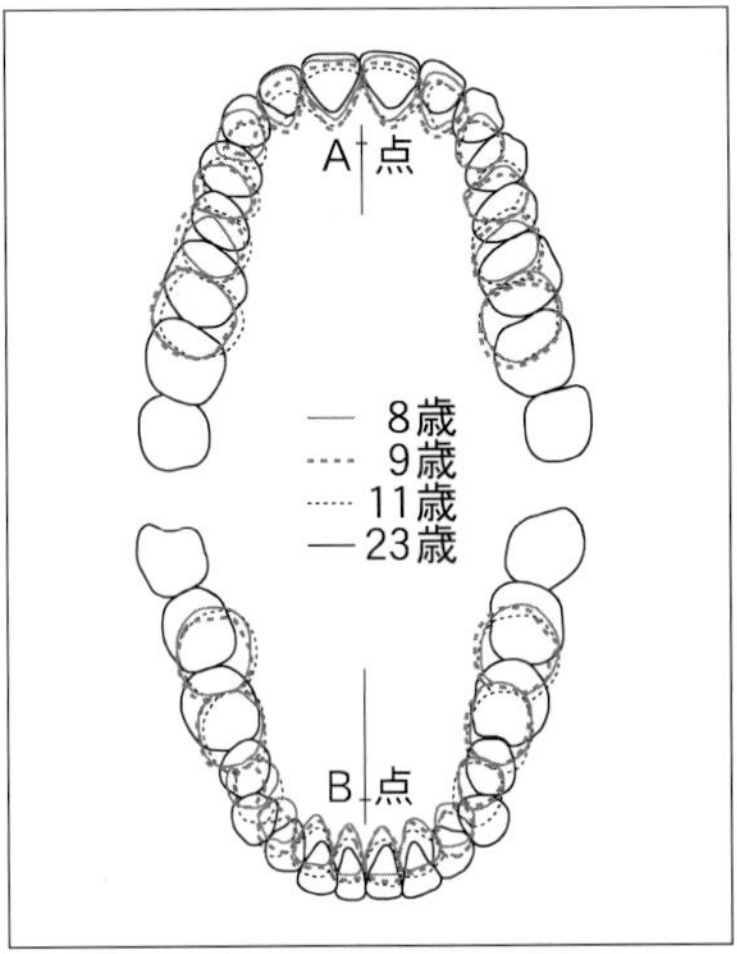

図42　重ね合わせトレースによる経年的変化（正常咬合の過蓋咬合化〈口絵参照〉）

（四）変化した例では、一四・〇%が正常咬合になるので、変化しない正常咬合を合わせると、正常咬合の総計は五〇・八%となる。同じく過蓋咬合は総計三五・四%、開咬は総計六・二%、切端咬合は総計五・九%、咬耗咬合は総計一・一%、そのほかは総計〇・八%である。前二者間 p<0.001、前二者と他群 p<0.001。

正常咬合と不正咬合と

次に、咬合様式の変化を個々の咬合様式について比較した(図43)。

(一)八歳時の咬合様式における正常咬合は、確定した咬合様式では、同じ正常咬合が六二・二%で最も多く、次いで過蓋咬合が二六・八%で、両者で八九%を占める。切端咬合へ移行するのは、四・九%に過ぎない。

(二)同じく過蓋咬合は、同じ過蓋咬合が七四・六%と最も多く、次いで正常咬合が二二・四%で、両者で九七%を占める。切端咬合へ移行するのは、一・五%に過ぎない。

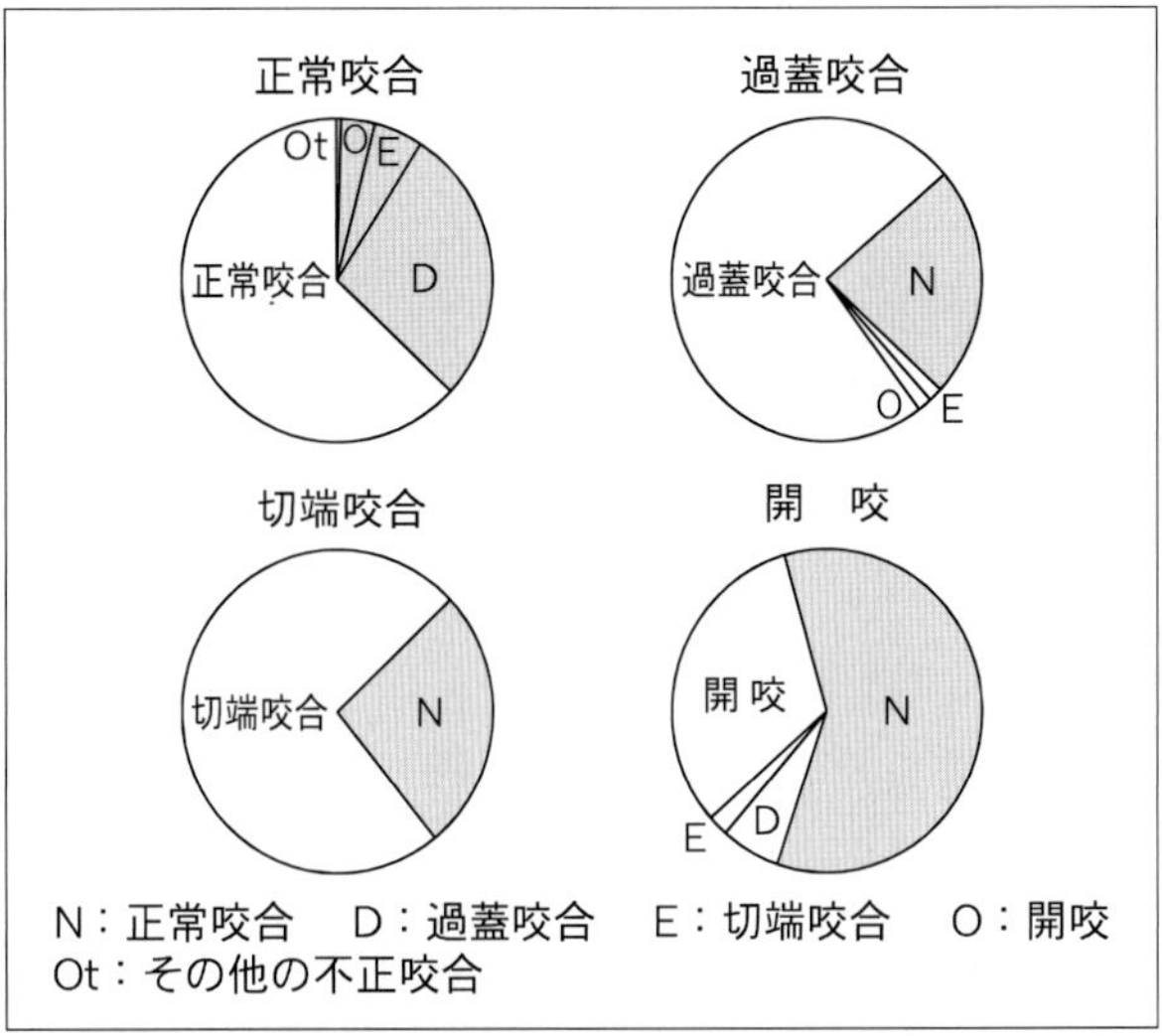

図 43　咬合様式の経年的変化の比較

(三) 同じく開咬は、正常咬合への移行が五九・五％で最も多く、次いで同じ開咬が二七・〇％である。

このように正常咬合と過蓋咬合では、確定した咬合様式はおのおの六二％強・七五％弱が、八歳時の咬合様式と同一である。それに次ぐのは、正常咬合では二七％弱の過蓋咬合への移行であり、これは被蓋状態が深くなって、正常な咬合から不正な咬合に悪化した。反対に、過蓋咬合では約二二％の正常咬合への移行であり、被蓋状態が浅くなって、不正な咬合から正常な咬合へ好転した。

次に、咬合様式における正常咬合と不正咬合について比較した。

既述のように、永久歯においては萌出時の咬合様式が、そのまま成人まで保持されるとは限らない。八歳時の咬合様式は成長・発育の過程において、咬合・咀嚼などさまざまな要因により、約四〇％が後天的に別の咬合様式に変化する。

なお、不正咬合は、臨床に用いられるアングルの不正咬合の分類法によった。

(一) 正常咬合から不正咬合へ移行したケースは、二三・四％である。診療においては予測できれば、当然、経過観察をすべき症例となる。

(二) 不正咬合から正常咬合へ移行したケースは、一四・一％である。

(三) 不正咬合から別の不正咬合へ移行したケースは、二・五％である。

(四) 変化しない例の三六・八%と、変化した例の二二・四%を合わせた萌出時の正常咬合の総計は五九・二%である。したがって、この八歳時の正常咬合のうち三七・八%が不正咬合に移行し、矯正治療を要することになる。

(五) 同じく八歳時の過蓋咬合の総計は二四・三%で、このうち二二・二%が正常咬合に移行し、矯正治療を要しないことになる。

(六) 同じく八歳時の切端咬合の総計は二一・九%で、このうち二四・一%が正常咬合に移行し、矯正治療を要しないことになる。

(七) 同じく八歳時の開咬の総計は一三・三%で、このうち五九・三%が正常咬合に移行し、矯正治療を要しないことになる。

不正咬合の三分の一が治療不要

次に、原生アボリジニの各ケースを矯正治療の症例とみなして、矯正治療の要・不要について経年的に比較した。むろん、十年後の確定した咬合様式が判明しているので、見返りの評価になる。

まず、八歳時の咬合様式の石膏模型を診査して、将来の変化・不変化を予測する。そして観察期間を含めて治療の要・不要、さらに必要である場合には、矯正治療の至適な開始時期を診断する目安を検討した。

（一）八歳時の咬合様式が正常咬合であるものは、その時点では矯正治療を必要としないと診断される。このケースは五九・二％あるが、このうち正常咬合→正常咬合と変化しないものが三六・八％、正常咬合→不正咬合に変化したものが二二・四％ある。結果論になるのだが、後者は正常咬合の不正化によって、咬合様式が確定した時点で治療対象とされることになる。

（二）八歳時の咬合様式が不正咬合であるものは、その時点において矯正治療を必要とすると診断される。このケースは四〇・八％あるが、このうち不正咬合→不正咬合と変化しないものが二六・七％ある。これには、二つのタイプがある。一つは、過蓋咬合、切端咬合、開咬などの不正咬合が、確定した咬合様式においても変化しないもの二四・二％、もう一つは、過蓋咬合→切端咬合、過蓋咬合→開咬、開咬→過蓋咬合、開咬→切端咬合と、確定した咬合様式では別の不正咬合に変化しているもの二一・五％である。

いずれのパターンも、治療対象となることはいうまでもない。

(三)　問題となるのは(二)のケース四〇・八％のうち、不正咬合→正常咬合と変化するものが一四・一％あることである。これは、そのまま放置しておけば正常咬合化するのであるから、本来、治療の対象とはなりえない。実際には、将来の正常咬合化を予見するのは至難である。その診断が八歳時ごろの時点にできなければ、治療を開始してしまうことになる。

見方を変えると、八歳時の咬合様式が不正咬合のもののうち、三四・五％が自然のまま経過するうちに正常咬合化する。すなわち、八歳時ごろの時点で治療対象となる症例のうち約三分の一は、本来、治療を必要としないというショッキングな事実を否定できない。

このような咬合様式の経年的な比較は、八歳時の咬合状況から咬合様式のタイプをグループ化し、移行と年齢との関係から変化・不変化の可能性をパターン化しうる。このパターン化は、矯正治療に際し動的な生体活動を見極め、無治療や予防矯正を含めた治療方針、治療開始時期を含めた治療計画を決定するうえで、重要な課題を提示している。

われわれはこのあと、本研究を継続して、同一人のおおむね八歳・十二歳・十五歳・十八歳の四時点を観察し、咬合様式の経年的な動態のメカニズムに迫った。その結果、二〇〇一年に、正常咬合から不正咬合に変化するタイプ、また不正咬合から正常咬合に変化するタイプを識別しうる移行時期を図式化し、矯正診断の指針の一つとして臨床応用に提供した。

先述のように、正常咬合から不正咬合へ、また不正咬合から正常咬合へ変化するケースは少なくない。矯正歯科医はしばしば患者さんに、「もうしばらく様子をみましょう」と経過観察を勧める。矯正歯科医であれば経験的に認識していることであるが、われわれは咬合様式の経年的分析を通して、変化するタイプと変化しないタイプを判別する目安を明らかにした。それは各タイプが、各年齢時の咬合関係に相応の特徴を有するからである。とくにオーバーバイト（Ob）とオーバージェット（Oj）の変化を注意深く観察することが、治療・無治療の判断、および治療開始のタイミングを見分けるポイントとなる。図44は、咬合別にオーバーバイトとオーバージェットの変化からみた、咬合の変化を見分けることのできる時期を示したものである。

（一）正常咬合の不正咬合化については、少なくともオーバーバイトとオーバージェットの変化を次の年齢まで観察し、あわせて臼歯部の咬合の変化を観ながら、不正咬合化の兆し（徴候）を確認すべきである。ただし、このケースは当初は正常咬合なので、患者さんが受診するのは不正咬合化後になることがほとんどであろう。

(ア)　正常咬合→過蓋咬合型は八歳時まで観察し、十二歳までに治療を開始する。

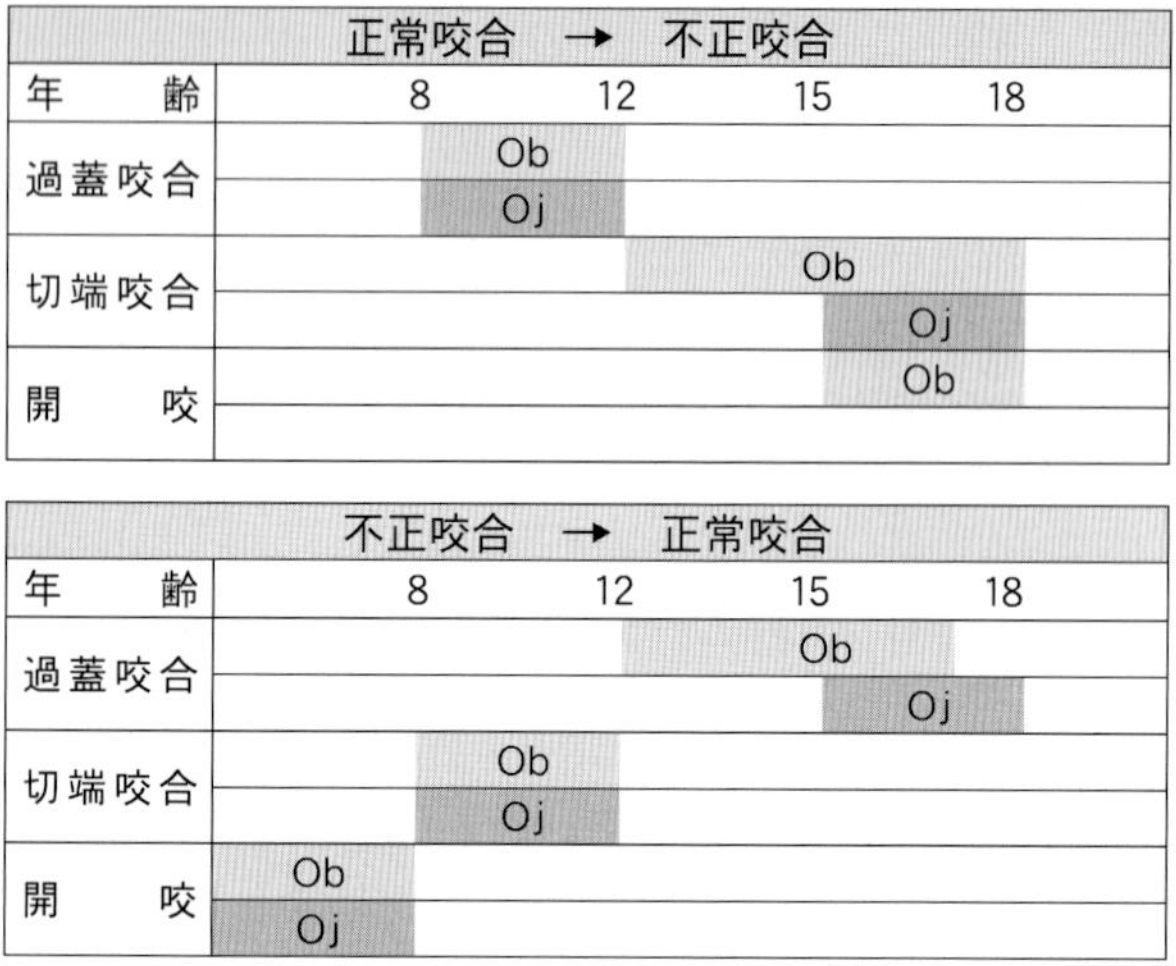

図 44　咬合の変化を見分けることのできる時期

(イ)　正常咬合→切端咬合型は十二歳時まで観察し、十八歳までに治療を開始する。

(ウ)　正常咬合→開咬型は十五歳時まで観察し、十八歳までに治療を開始する。

(二)　不正咬合の正常咬合化については、オーバーバイトとオーバージェットの変化を八・十二・十八歳の年齢時点で経年的に観察し、あわせて臼歯部の咬合の変化を観ながら、正常咬合化の兆し（徴候）を確認すべきである。

(ア)　過蓋咬合→正常咬合型は、十二〜十八歳の間に判別する。

(イ)　切端咬合→正常咬合型は、八〜十二歳の間に判別する。

(ウ)　開咬→正常咬合型は、八歳までに判別する。

これらの時期を過ぎて正常咬合化していれば、治療の必要はないといえる。

8 永久歯列の成長変化をみる

成長に伴う経年的な移動

既述のように、原生アボリジニの膨大なデータを得た私は一九九八年、いくつかのテーマ研究を並行していた。永久歯列の成長変化に関するテーマは、その一つだった。

アングルの不正咬合の分類法における、上顎第一大臼歯の位置を不変とする説は、歯科医師であれば、あくまで仮説に過ぎないことを知っている。つまり、同歯の位置が正常とみられる正常咬合者においても、成長に伴う移動がありうるとされてきた。また、第一大臼歯が乳歯側方歯群と永久歯側方歯群の歯冠近遠心幅径の総和の差、すなわちリーウェイ・スペースによって近心移動し、上・下顎第一大臼歯の咬合調整が行われることは定説とされている。

それでは、この成長に伴う移動やリーウェイ・スペースによる移動は、どのように動くのか、どのくらい動くのか？　私の調べた限りでは、この問いに答えてくれる報告は見当たらない。移動様式や移動量を見極めないで、ただ、移動するというのでは論理性に欠ける。

そこで、私は原生アボリジニの永久歯列の大きさの経年的変化を調査し、第一大臼歯を軸とした前方永久歯列の生理的な移動について分析した。永久歯列の成長変化に関しては、アデレードの研究者たちによって報告されているので、私は先人とは異なる計測方法を用いた。う蝕や叢生などの余分なファクターの混じらない原生アボリジニの口腔環境は、永久歯列の生理的な成長変化をみるうえで、きわめてシンプルなモデルとなる。

私と共同研究者は、原生アボリジニ四四四名の口腔内石膏模型一七〇八例のうち、男女総計三八七例を用いた。これらの同一人の八歳前後・十一歳前後・十五歳前後・十九歳前後の、成長期における四時点を観察した。

観察には、デジタル・ノギスを用いて、歯列弓長径[1]と歯列弓幅径[2]を一〇〇分の一㎜単位で三回以上計測し、その平均値を計側値とした。

歯列弓は前後的に縮小した

私の前に、興味深い結果が出た。

（一）上・下顎の歯列弓長径は、約八～十九歳までの成長期に、男女とも近遠心的（前後的）に有意に縮小した（$p<0.05$）。

その縮小量の平均値は、上顎で男子一・七八㎜・女子二・六㎜、下顎で

（1）歯列弓長径　両側中切歯の接触点より、両側第一大臼歯の中心小窩を結ぶ線に下ろした垂線の長さである。上顎第一大臼歯の中心小窩は近心中心窩、下顎第一大臼歯の中心小窩は遠心中心窩を指す。

（2）歯列弓幅径　両側第一大臼歯の中心小窩間の長さであ

る。

男子三・二四㎜・女子三・七八㎜であった。これを十一〜十五歳・十五歳〜十九歳と段階的にみると、十一〜十五歳では上顎で男子一・六三㎜・女子一・四二㎜、下顎で男子一・九六㎜・女子一・六八㎜といずれも減少した。また十五〜十九歳では上顎で男子一・三八㎜・女子一・二五㎜、下顎で男子〇・九一㎜・女子〇・九三㎜といずれも減少した（図45・46）。

（二）上・下顎の歯列弓幅径は、約八〜十九歳までの成長期に、男女とも外側方（左右側）に高度に有意に拡大した（p＜0.01）。

その拡大量の平均値は、上顎で男子二・九八㎜・女子〇・九六㎜、下顎で男子二・一一㎜・女子〇・八一㎜であった。これを前項と同じく段階的にみると、十一〜十五歳では上顎で男子〇・九八㎜・女子〇・二四㎜、下顎で男子〇・六三㎜・女子〇・三七㎜増加した。十五〜十九歳では、上顎で男子はほとんど変化しないが、女子では〇・二〇㎜減少した。また下顎では男子は〇・二六㎜増加し、女子は逆に〇・三三㎜減少した（図47・48）。

このように歯列弓長径は、上・下顎ともに経年的に前後的に縮小する傾

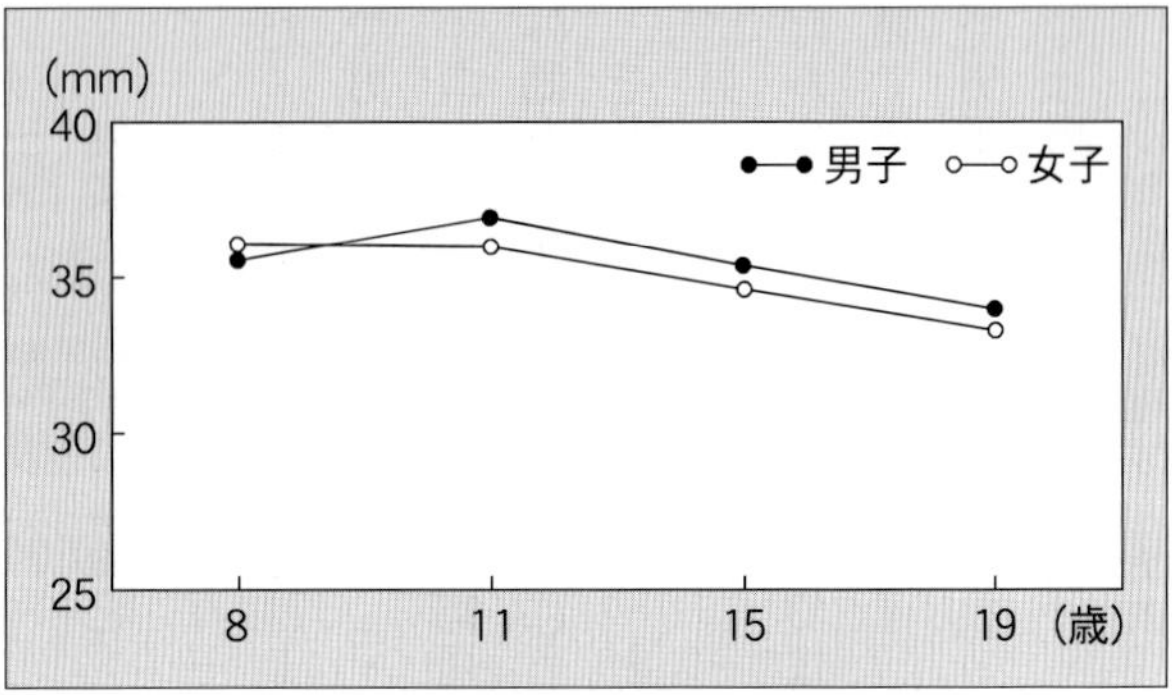

図 45　上顎歯列弓長径の経年的変化

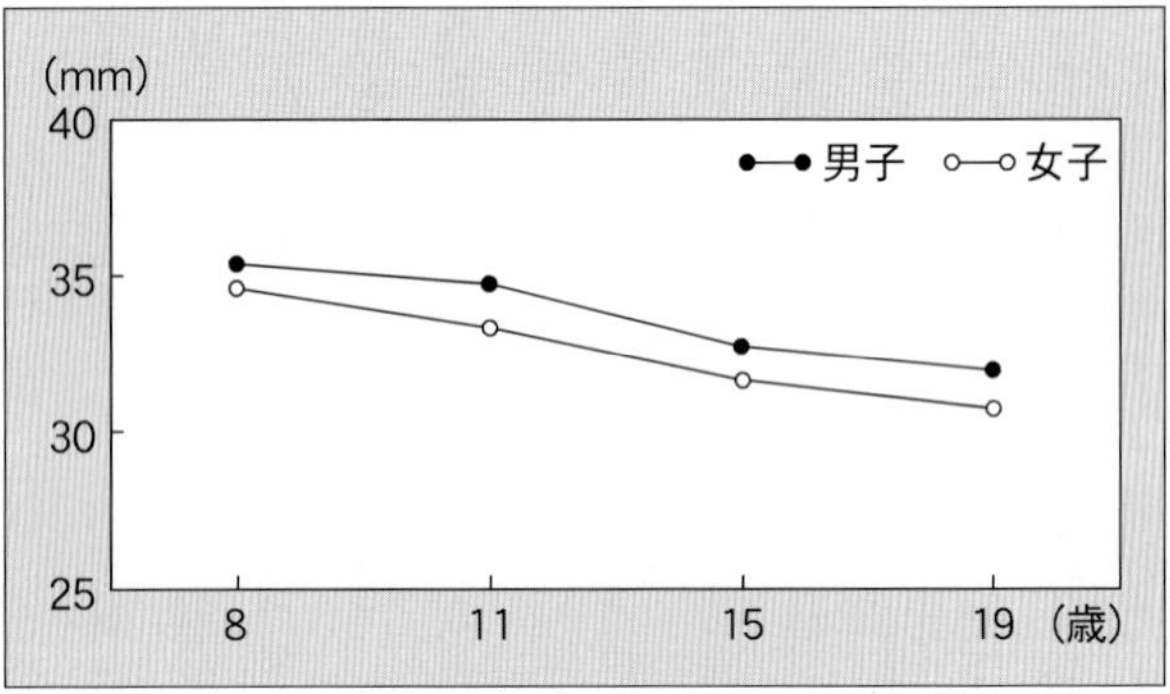

図 46　下顎歯列弓長径の経年的変化

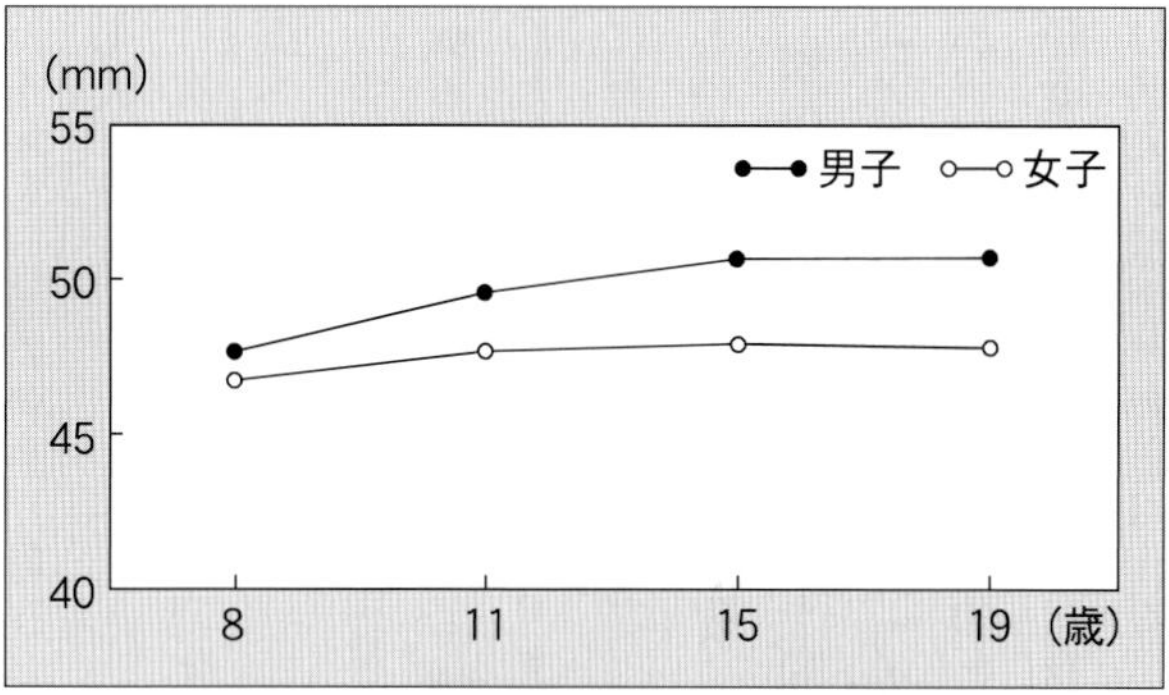

図 47　上顎歯列弓幅径の経年的変化

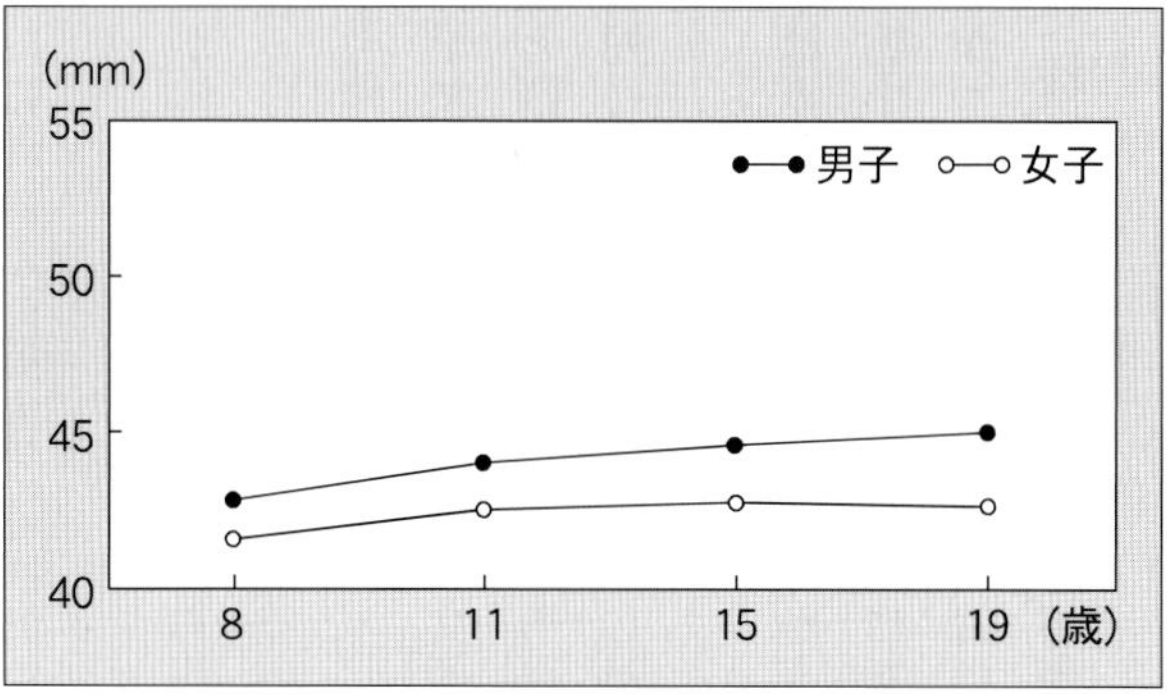

図 48　下顎歯列弓幅径の経年的変化

向を示し、また歯列弓幅径は、同じく経年的に外側方へ拡大する傾向を示した。

次に、これらの経年的変化の傾向を明らかにするため、一時点から四時点への変化量を算出した。

(三) 歯列弓長径の変化量の平均値は、上顎では男子マイナス一・七八㎜・女子マイナス二・六三㎜、下顎では男子マイナス三・二四㎜・女子マイナス三・七八㎜であり、これらの一時点と四時点の差は、いずれも高度に有意であった($p<0.01$)。すなわち、歯列弓長径は経年的に縮小した、といえる。

縮小の程度は、男女とも上顎よりも下顎のほうが高度に有意に大きかった($p<0.01$)。また男子よりも女子のほうが、縮小の程度が大きい傾向にあるが、男女間の差は上・下顎とも有意ではなかった。これは、下顎における旺盛な思春期性成長と、日常の盛んな咀嚼に伴う歯列弓全体の前方移動、の結果を示すと考えられる。

（四）歯列弓幅径の変化量の平均値は、上顎では男子プラス二・九八㎜・女子プラス〇・九六㎜、下顎では男子プラス二・一一㎜・女子プラス〇・八一㎜であり、これらの一時点と四時点の差は、いずれも高度に有意であった（p＜0.01）。すなわち、歯列弓幅径は経年的に拡大した、と言える。

拡大の程度は、男女とも下顎よりも上顎のほうが大きい傾向にあったが、この差は男子では高度に有意であり（p＜0.01）、女子では有意ではなかった。また女子よりも男子のほうが拡大の程度が大きいが、男女間の差は上・下顎ともに高度に有意であった（p＜0.01）。上顎第一大臼歯の側方拡大が大きいことは、原生アボリジニの食生活が、いわゆる臼磨運動を主体とする事実を裏付けていると考えられる。

このように、成長に伴う生理的な変化によって、上・下顎第一大臼歯およびその前方歯列が、前後的に縮小し外側方に拡大することが、統計的に明らかになった。こうした成長変化は、現代日本人にも共通する。

ただし、歯列弓幅径の男子上顎の拡大が二・〇二㎜と、女子や下顎に比べて大きいのは、狩猟・採集生活において、狩猟を担当した男子は、弓矢の弦をつくるため、上顎の歯間でカンガルーのなめし皮を力一杯上側方へしごく、という動作を反復した。この日常的な習慣が、彼らの上顎幅径に現れている。したがって、男子上顎の外側方への拡大は本来、女子と同じく一㎜に満たないと考えられる。

固定性ブリッジへの警鐘

この歯列弓の経年的な生理的変化は、われわれに何を教えているか。

実に、第一大臼歯の中心小窩からの歯列弓長径は、成長期の十余年間に男女平均して上顎で二・二㎜、下顎で三・五㎜前後的に縮小した。小さな茶碗大の口腔内の歯列における二・二㎜、三・五㎜である！　しかも、第二大臼歯の萌出が完了し安定している十五〜十九歳の間でも、男女平均して上顎で一・三三㎜、下顎で〇・九三㎜縮小している。われわれ歯科医師としては臨床上、看過できない移動量ではないか。

いうまでもなく、歯は顎骨のなかに植わっているのだから、歯列が移動することは、それを取り巻く骨組織が変化していることを意味する。そのため、私が憂慮するのは、固定性ブリッジ（架工義歯）である。若年者には少ないものの、第二大臼歯萌出完了時の十二歳ごろから一歯欠損以上に適用される。欠損部の架工歯をはさんだ支台装置を、両側の支台歯にセメントで合着し、失われた咬合・咀嚼機能や審美性を回復する。両側の歯に固定されて取り外せないので、適合性がよく丈夫で長持ちする。

ここに、固定性ブリッジの思わぬ陥穽《かんせい》がある。言わば、ブリッジは支台となった歯を、鉄輪をはめ込んだようにガッチリと固定する。そのため、両側の支台歯は顎骨内で、その間隔のまま不動の柱となり、歯列と顎骨の穏やかな生理的移動は絶対的に遮断される。この人為的で器械的なバリアは、顎骨や支台歯の生理現象を容赦なく奪うだけではなく、歯列と顎骨における生体の生理的秩序に深刻なダメージを与える。

それが生理的許容域を超えて限界点に達すると、さまざまな支障や障害が顕在化することになる。その現象の一つが、歯科の不定愁訴であると考える。近年、歯科医師は多数歯欠損の義歯を装着する患者さんに、不定愁訴が増加していると感じている。義歯を入れてから、頭痛がする、肩こりがする、痛みがとれない、噛めない、目が悪くなった等々。患者さんが疲れていると、その主訴は強まる。そんなとき歯科医師は、顎関節症に関連づけて、咬合調整で治そうとする。ところが期待に反して、症状が悪化してしまうケースが少なくない。

もちろん、一〇〇年余りの歴史あるブリッジであるから、すべての患者さんに悪影響が生じるわけではない。しかし、われわれ歯科医師は今、固定性ブリッジと不定愁訴の相関性について検討を迫られている。これは成長期にとどまらず、成人以降の加齢や老化に伴う生理的変化にも通じることなのである。

私は、一九九九年初めより、警鐘をこめて固定性ブリッジの弊害を説いた。不定愁訴を訴える患者さんには、装着された固定性ブリッジに代えて、任意に着脱できる可撤性ブリッジ、連結装置により可動性のある半固定性(可動性)ブリッジなどを応用し、患者さんのストレスの改善と解消に努めるべきであると。私は、あくまで治療する歯に限局せず、上・下顎の歯列の生理的変化を含めて、口腔をトータルに捉えなおし、生体に生物学的に調和する義歯を指向する時代に来ていると考える。

9 顎は大きくなっているが…

顎は小さくなっているか

近年、現代日本人の顎の変化に関する論議が高まっている。

一九八〇年代に、井上、伊藤らは、㈠先史時代から歴史時代を通じて、咬耗の減少とほぼ並行して顎骨が縮小してきた、㈡食生活の変化に伴う食物の軟化によって咀嚼機能が低下し、下顎枝を中心に顎骨の縮小が認められる、と報告した。この顎の縮小説は、砂地に滲みるように普遍した。歯科医師は患者さんに、「軟らかいものを食べているので、歯並びが悪くなるんですよ」と説明した。

一九九〇年代になると、少々風向きが変わる。長岡、山内らは、一九五〇年代の計測値と比較して、㈠歯列弓の長径・幅径は上・下顎ともに大きい、㈡男女とも下顎骨は明らかに大きく、上顎骨はやや大きな傾向を有する、と報告した。また町田は、顎は小さくなっていないとして、㈢軟食品を摂取していたにもかかわらず、歯槽部はやや大きくなっている、と報告した。このように八〇年代と逆の拡大説が、にわかに台頭してきた。

前者は軟食により小児の顎が小さくなり、叢生[1]などの不正咬合が増加していると主張し、後者は摂取食品の硬軟と顎の成長・発育には関連性はなく、叢生などの不正咬合の増加は遺伝的要因が強いと反論する。この対蹠する両論は、どちらも正しいように思える。一九七〇年代中ごろより小児の叢生歯列が急増している実態をみると、顎が小さくなっているからであ

（1）**叢生**《そうせい》　クラウディング。不正咬合の数歯にわたる位置不正の一つで、歯が交互に唇・頰側あるいは舌側に転位を起こしている状態をいう。顎と歯の大きさ

ると左傾し、一方、下顎骨は大腿骨と同じ長管骨に属するのだから、現代っ子のように身長が伸びれば、顎も同じく大きくなるはずであると右傾する。

ただし、今回の問題は有史以前の話ではなく、最近五〇年ほどの間に変化があったか否かであり、この時間的設定が議論の前提条件となる。

町田幸雄（東京歯科大学名誉教授）は一九九七年、「顎は小さくなっていない―軟食は叢生の原因ではない」と題する尖鋭な論文を放った。私はこの町田論文を読んだとき、思わず膝を叩いた。（第一章の）第三大臼歯と同様に、過去のデータを探せばよい。所詮、大きくなったか小さくなったかを検証するには、今昔のデータを比較するほかない。私はすぐに、日本歯科大学の図書館の書庫の古雑誌を虱《しらみ》潰しに探した。先人は必ずこの種の調査報告を残しているはずだ、と確信があった。埃のなかからみつかったのは、森忠男と同じ日本歯科学会雑誌の第三〇巻に掲載された佐藤峰雄[2]の論文であった。

の不調和のために生じる、といわれる。かつては、乱杭歯（らんくいば）と通称された。

（2）**佐藤峰雄**　日本歯科医学専門学校（現、日本歯科大学）

佐藤は一九三七年、日本人の青年男子の歯列弓と身長・座高・胸囲・体重の発育を詳細に比較・分析し、両者の相関関係を報告していた。彼は、歯列弓の大きさに関しては、年齢により多少の差異はあるが、二十代では増齢に従って増大する傾向はないと述べていた。

私は、約六〇年二世代の隔たりのある過去と現在の顎、正確には顎骨に植わっている歯列弓の大きさの測定値を比較すれば、この論争はケリがつくと勇み立った。研究はいくつになっても、ワクワクする楽しさを味わせてくれる。

顎はひと回り大きくなった

私は早速、佐藤の調査方法に準拠して、日本歯科大学新潟歯学部の佐藤の対象者と同世代の男子学生を対象として、アルギン酸塩印象材により印象採得を実施した。対象者は、転位や欠如のみられない満二十〜二十五歳

の臨床実習助教授。一九三七年発行の日本歯科学会雑誌第三〇巻に、「邦人歯弓並身体各部発育ノ比例的研究」を発表した。歯列弓と身体各部の発育を比較・分析して、十分に評価に値する論文である。

の一八七名である。また佐藤の対象者は日本歯科医専の学生であったが、彼のデータのうち数え年で同年齢に該当する二九六名を抽出した。佐藤の対象者が男子だけなのは当時、歯科医専に在学する女子が僅少であったからであろう。

佐藤と同一の手法で行うことが必須要件であったが、一つだけ異なる点がある。実は、一九三〇年代当時は、精密印象として石膏印象材を用いていたのだ。けれども、アルギン酸塩印象材と石膏印象材は、両方とも膨張するから、印象誤差はほとんど問題にはならないことを確認した。

次いで、佐藤の調査方法に則って、採得した口腔内石膏模型より歯列弓長径、歯列弓幅径、歯列弓三角(3)を計測し、合わせて歯列弓指数(4)を算出した。これは、第八章で実施した計測方法と同じである(図49)。

その結果は、次のとおりであった。

(一)歯列弓長径の平均値は、佐藤では上顎三一・二㎜・下顎二七・〇㎜、中原では上顎三一・七㎜・下顎二七・三㎜であった。すなわち、上顎は佐

(3) **歯列弓三角** 両側中切歯の接触点と、両側第一大臼歯の中心小窩を結ぶ各辺縁である。

(4) **歯列弓指数** 歯列弓の相対的な大きさを示す指数で、

藤<中原で○・五㎜大きい。下顎は佐藤<中原で○・三㎜大きい。

（二）歯列弓副径の平均値は、佐藤では上顎四八・七㎜・下顎四四・一㎜、中原では上顎五一・四㎜・下顎四四・九㎜であった。すなわち、上顎は佐藤<中原で二・七㎜大きい。下顎は佐藤<中原で○・八㎜大きい。

要約すると、次のとおりである（図50・51）。

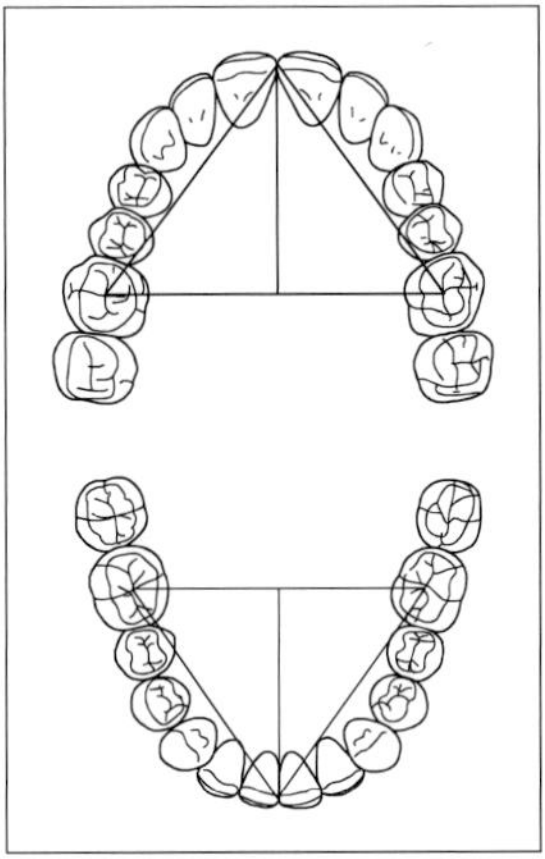

図49　上・下顎の計測方法の模式図

（一）上顎では、歯列弓長径は○・五㎜、同幅径は二・七㎜伸びた。長径・幅径ともに高度に有意であった（p<0.01）。

（二）下顎では、歯列弓長径は○・三㎜、同幅径は○・八㎜伸びた。長径は有意水準（危険率）一○％でも有意差があるとはいえないが、幅径は高度に有意で

歯列弓の幅÷歯列弓の長さ×一○○により算出する。

顎	佐　藤	中　原	増　減
上　顎	31.2	31.7	+0.5*
下　顎	27.0	27.3	+0.3
上顎と下顎の較差			0.2

*p<0.01　(mm)

図 50　上・下顎歯列弓長径の比較

顎	佐　藤	中　原	増　減
上　顎	48.7	51.4	+2.7*
下　顎	44.1	44.9	+0.8*
上顎と下顎の較差			1.9

*p<0.01　(mm)

図 51　上・下顎歯列弓幅径の比較

あった（p＜0.01）。

（三）上顎と下顎の歯列弓長径は、上顎のほうが〇・二㎜長くなり、同幅径は同じく上顎のほうが一・九㎜長くなった。歯列弓の拡大は上顎が上回り、とくに幅径において上顎と下顎の間に著しい較差を生じた。

（四）上顎の歯列弓三角は、左辺・右辺で一・四㎜〜一・一㎜伸び、ひと回りほど拡大した。

（五）下顎の歯列弓三角は、左辺・右辺で一・二㎜〜一・一㎜伸び、ひと回りほど拡大した。

(六) 上顎の歯列弓指数は二大きくなり、下顎の同指数は一大きくなった。

このように、下顎の長径を除いて、上顎の長径・副径、下顎の幅径の差は高度に有意であり、日本人青年男子の顎の大きさは、すべてに拡大傾向を示すことが、数値をもって明らかにされた。

第三大臼歯退化逆行説の傍証

第一章で述べた日本人の体軀の成熟と同様に、佐藤の一九三七年には、十八〜二十四歳の男子の平均身長は一六三・六cm・平均体重は五五・六kgで、中原の一九九五年では、同じく男子対象者の平均身長は一七一・九cm・平均体重は六七・五kgであった。約六〇年前より、身長は八・三cm・体重は一一・九kgも増加している。

ふつう、われわれの成長・発育は、一定の法則に従っている。筋肉や骨格（体重や身長）は、少年期をはさんで乳幼児期と思春期に著明な成長・発育を示す。顔面を構成する顔面頭蓋も、この成長・発育過程のタイプに属する。その顔面頭蓋に位置する顎骨は、上腕骨や下腿骨などの成長骨とは異なり、唯一、歯群を有する異色の骨である。そのためか、上・下顎ではほかの成長骨に比例するほどの骨形成はなかったものの、やはり全身発育の一環として、上・下顎は多少の伸びをみせて、ひと回りほど拡大した。

ここで、第一章の第三大臼歯を思い出していただきたい。われわれは、第三大臼歯の退化逆行説と顎の拡大説が、正に符合することに気がつく。すなわち、現代日本人の顎骨が成長拡大し、歯列の最後方部のスペースが広がった。そのため、第三大臼歯の萌出率が増加した。この三段論法は、逆行は歯そのものの変化ではなく、顎骨の拡大という顎の変化に起因することを教えている。

この顎骨の拡大する時期が、決め手になる。ふつう第三大臼歯の歯胚の石灰化が開始するのは、七歳から十歳である。この時期の顎骨の成長・発育の程度が、大きく関連するのではないか。つまり、㈠には、この時期に小児の顎骨が大きければ、成長・発育の場が確保されているので、歯胚の発生から歯の形成への過程がスムーズに進行する。㈡には、この時期にはいまだ成長・発育の場が足りなくても、第三大臼歯の歯胚に石灰化が開始されれば、その活動刺激が顎骨の成長・発育を促進し、萌出スペースを拡張する。

すなわち、第三大臼歯の欠如は、退化のため歯胚が発生しないという先天性のものではない。歯胚が発生し歯が形成される時期に、最後方部の顎骨が第三大臼歯の場をつくるまでに成長・発育していない。そのため、永久歯歯胚の石灰化が、第二大臼歯までで遮断されてしまうのだ。国際比較をみても、熱帯圏における早熟な小児では顎骨の成長・発育が旺盛で、第三大臼歯の歯胚が発生し歯が形成開始する時期には、すでに最後方部の萌出スペースを占有していると推察される。やはり、第三大臼歯の欠如は、あくまで後天性のものであると考えられる。

このような第三大臼歯と最後方部の顎骨の相関関係からみて、第三大臼歯の退化の逆行現象は、顎が大きくなったことの有力な傍証になるのではないか。あわせて、顎が拡大したことが、第三大臼歯の欠如の逆行を招来した、という有力な傍証になるのではなかろうか。

ついに、私のなかで先人の退化論が破綻《はたん》し、粛然と崩れおちていった。

上・下顎幅径に一・九㎜の較差

ここで、困った問題が起きていることがわかった。

先述のとおり、上顎の幅径が二・七㎜という著しい拡大をみせた。上顎は、上顎骨体、前頭突起、頬骨突起、口蓋突起、歯槽突起から成る複雑な骨の集まりで、上顎複合体ともいわれる。

鈴木尚はかつて、この一〇〇年間、身長の向上や短頭化と狭顔化の進行など、日本人の形質変化はかつてないスピードで加速されたと説いた。同じく埴原和郎は、大脳の増大に伴ってヒトの頭蓋骨は前後径が短くなり、幅と高さをます短頭化現象が進んでいると説いた。人類の頭蓋が、いわゆるラグビーボール型からサッカーボール型に変化している、という有名な人類学・進化学上の定説である。顔面頭蓋に属する上顎の幅径が伸びたことは、この短頭化に原因するのであろうか、ここでは断定は避けたい。

一方、下顎の幅径の伸びは、〇・八㎜にとどまった。上顎の三分の一以下である。いうまでもなく上顎と下顎は、人体のなかで相互に咬合する関係にある。そのため本来、両者は成長するときには、同じ割合で成長しなければ困るのである。

ところが、上顎と下顎の長径（前後）の較差は〇・二㎜に過ぎないのに、幅径（左右）は一・九㎜の較差を生じた。これは第一大臼歯を基点としているので、それ以降の変化は捉えられないが、後方にいくほど広がって、最後方部では二㎜以上の開きが出る蓋然性は高い。咬合関係においては、両者の隔たりは大きい。同世代の上・下顎に生じたこの過度なアンバランスは、二つの新しいトラブルを生んでいると考えられる。

現代人の上下顎成長較差説

第一は、この解剖学的異常のため、顎関節部の下顎頭と下顎窩の位置関係にズレを生じ、関節円板にストレスがかかる。これが近年、日本人の若年層に急増している顎関節症の一因になっていると考える。

第二には、上顎の幅径だけが片側で約一㎜拡大すると、上・下顎の歯軸のバランスが崩れて、咬合・咀嚼に支障を来す。とりわけ臼歯部においては、両側で二㎜前後の開きが出ては、上・下顎の対向関係に狂いを生じ、噛み合わせができなくなるはずである。

けれども、私の調べた対象者は皆、なんら不自由なく食生活を満喫している。どうして彼らは、噛み合わせが可能なのか。上・下顎の歯は対向関係にあるわけだから、上顎歯だけが一方的に外側に移動することはあり得

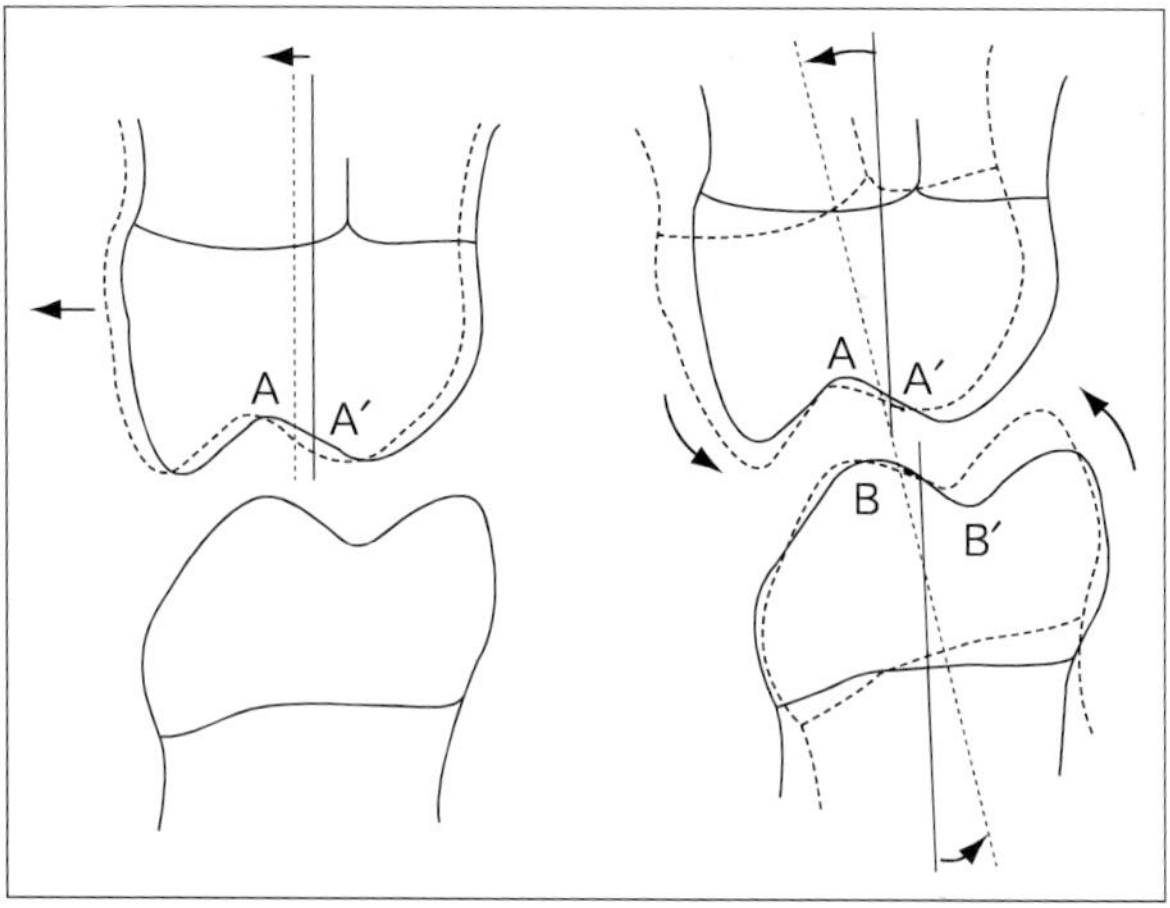

図 52　上顎歯の外側移動（左），上・下顎歯の咬合確保（右）

ない（図52）。

生体は噛むために、成長較差による上・下顎の不調和を是正しなければならない。すなわち、生体は成長・発育過程において日々、咬合・咀嚼という生体反応を働かせて、上顎歯は歯冠を舌側に傾斜し、反対に下顎歯は歯冠を頬側に傾斜し、ズレてきた歯軸のバランスを無理矢理に合わせて、上・下顎の歯の対向関係を確保した。つまりは、この生体による咬合の調整のおかげで、彼らはなんとか噛める状態を保持したのである。このときの移動量は、相対的に一・二㎜ほどになる（図52）。

このヒズミは、上・下顎の対合歯あるいは隣在歯間に葛藤《かっとう》を生み、捻転や転位など不正咬合を招来した。いわば生体は、不正咬合という代償を払って、咬合・咀嚼活動を保守したといえる。つまり、上・下顎の成長較差に対する生体作用が、不正咬合の新たな成因となったのである。ここに近年、不正咬合の増加している一因があると考える。

よって、問題は顎の拡大やその程度にあるのではなく、上顎と下顎の成長・発育の較差にある、と結論づける。通説に対するアンチテーゼになるが、これが、私の提唱する〝現代人の上下顎成長較差説〟である。

最近のこと。私の共同研究者のグラントが、ある国際学会のパーティの席上、「Gentleman and scholar!　紳士で学者」と、私のために乾杯の発声をしてくれた。面映ゆいが、私にとっては最高の誉め言葉であった。

著者関連論文

（1）中原 泉『ヒトの歯は退化しているか—第3大臼歯に関する疑問』歯学、八四：二、一九九六。

（2）Sen Nakahara, Tao Su Xian, Kee Chang-Duk, Chang Young Il, Lee Yunhee, Yee Jong-Nyool, Wang Dazhang, Zheng Guang Yong, Sun Da-lin, Chieh-shan Lo, Ming-Yung Chou, Natividad C. Gervasio, Alvin Amante, Rical do Boncan, Ruth Rivera, Nisa Chearapongse and Penchote Chearapong: Ethnic Differences Concerning the Congenital Absence of Third Molars: A Comparison of Modern People in Six Asian Countries, Odontology, 84: 4, 1997.

（3）中原 泉、高橋正志、Grant C. Townsend『ヒトの咬合様式—原生アボリジニと現代日本人の比較』歯学、八五：三、一九九七。

（4）Sen Nakahara, Masashi Takahashi and Grant C. Townsend: Modes of occlusion in Humans: A comparison of traditional Australian Aborigines and

modern Japanese, Journal of The Nippon Dental University, 1, 1998.
（5）中原　泉『顎は大きくなっているが…　—現代人の上下顎成長較差説—』日本歯科医師会雑誌、四九：四、一九九八。
（6）中原　泉、高橋正志、亀田　剛、亀田　晃、Grant C. Townsend『アボリジニにみる永久歯列の経年的変化　—第一大臼歯とその前方歯列の移動』歯学、八六：一、一九九八。
（7）町田幸雄、高木裕三、中原　泉、中島昭彦『誌上シンポジウム　最近の〝日本人の顎〟は小さくなっているのか？』日本歯科評論、六七二号、一九九八。
（8）中原　泉、高橋正志、亀田　剛、亀田　晃、Grant C. Townsend『永久歯の咬合様式の経年的変化　アボリジニにみる歯と歯列の可変性　(第1報)不正咬合の正常化』歯学、八六：二、一九九八。
（9）中原　泉『現代人の歯と顎　歯科人類学における退化』日本歯科医師会生涯研修ライブラリー、二一〇巻、一九九八。
（10）中原　泉『永久歯列の生理的成長変化—固定性ブリッジへの警鐘—』日本歯科評

論、六七六号、一九九九。

(11) 中原 泉、高橋正志、亀田 剛、亀田 晃、Grant C. Townsend『永久歯の咬合様式の経年的変化―アボリジニにみる歯と歯列の可変性―(第2報) 正常咬合の不正化』歯学、八七：一、一九九九。

(12) 中原 泉、高橋正志、亀田 剛、亀田 晃、Grant C. Townsend『永久歯の咬合様式の経年的変化―アボリジニにみる歯と歯列の恒常性―(第3報) 恒常型正常咬合、恒常型不正咬合、および可変復帰タイプ』歯学、八七：四、二〇〇〇。

(13) Nakahara Sen, Kameda Takashi, Takahashi Masashi, Kameda Akira and Townsend Grant C.: Re-examining occlusal changes in the development of the Australian Aboriginal dentition-what have we learned as orthodontists, Orthodontic Waves, 60: 6, 2001.

(14) 中原 泉、関本恒夫『萌出のグローバル現象―第一位萌出永久歯の国際比較―』日本歯科評論、六二：一、二〇〇二。

(15) Sen Nakahara and Tsuneo Sekimoto: Global phenomenon in eruption of

first permanent teeth: A survey of 50 countries, Dentistry in Japan, 39, 2003.

(16) Su Xian Tao, Masashi Takahashi, Yukio Miyagawa, and Sen Nakahara : Comparison of the histological structure and elemental composition between primordial and degenerative third molar enamels. Durham Anthropology Journal, 12 : 1, 2004.

(17) 陶粟嫻、高橋正志、宮川行男、中原 泉『原始的と退化的な第三大臼歯エナメル質の組織構造と元素組成の比較』歯科臨床研究、三：一、二〇〇六。

おわりに

われわれの仕事は、教育と研究と診療である。つまり、一人で教育者、研究者、医者の三役を兼ねている。

教育者としては、開講中が持ち時間である。医者としては、急患を除いて開院中が持ち時間である。したがって、両者はおおむね八時間の勤務となる。それに比べて、研究者には勤務時間はない。

ふつう、教育者や医者としての業務を終えてから、本格的な研究活動が始まる。実験は、ときに深夜までかかる。動物実験になれば、餌やりや様子見で日曜も祝日もない。昔から、研究は寝食を忘れてやるもの、と厳しい。休んでいても、研究のことが脳裡を離れない。研究の虫が、耳のなかを蚊のようにブンブンと飛んでいる。

そんなシンドイ仕事を支えているのは、なぜ？　という疑問と、それを知りたいという欲求である。それが、飽くなき探究心につながる。

自分は今、大仰にいえば人類始まって以来、だれも到達したことのない処女地に足を踏み入れたと知ったとき、まさに夢見心地の興奮に襲われる。どんなマイナーな研究であっても、オリジナリティ（独創性）を極めるところに、研究者の至上の喜びがある。

その昔、実験に没頭するあまり、戦争が勃発し終結したことを知らずに過ごした研究者がいたという。それはしばしば、学者バカの見本として笑い話のネタにされる。けれども、それが事実ならば、変人であろうと宇宙人であろうと、私は彼を尊敬してやまない。彼こそ、筋金入りの研究者であると思う。私を含めて世に生半可な学者は、腐るほどいる。

学者バカで、何が悪い。

二〇〇二年一〇月　疾風知勁草

中原　泉

【著者略歴】

中原《なかはら》　泉《せん》

1941年　鎌倉に生まれる
1965年　日本歯科大学卒業
現　職　日本歯科大学理事長・学長，医の博物館館長
マヒドン大学名誉博士，華西医科大学名誉教授，中山医学大学名誉博士
専　攻　歯科人類学

歯の人類学　ISBN978-4-263-45561-6

2003年3月20日　第1版第1刷発行
2012年3月25日　第1版第6刷発行

著　者　中　原　泉
発行者　大　畑　秀　穂
発行所　医歯薬出版株式会社
〒113-8612　東京都文京区本駒込1-7-10
TEL.（03）5395—7638（編集）・7630（販売）
FAX.（03）5395—7639（編集）・7633（販売）
http://www.ishiyaku.co.jp/
郵便振替番号　00190-5-13816

乱丁，落丁の際はお取り替えいたします　印刷・あづま堂印刷／製本・愛千製本所